Leitfaden der Prüfungsordnungen für Ärzte und Zahnärzte

nebst dem amtlichen Verzeichnis
der zur Annahme von Medizinalpraktikanten ermächtigten
Krankenanstalten des Deutschen Reiches

mit einem Geleitwort von

Professor Dr. med. Dietrich

Wirklicher Geheimer Obermedizinalrat und Ministerialrat im Ministerium für Volkswohlfahrt
Medizinalabteilung

Auf Grund amtlichen Materials
bearbeitet von

Kurt Opitz

Ministerialsekretär im Ministerium für Volkswohlfahrt, Medizinalabteilung

Springer-Verlag Berlin Heidelberg GmbH
1921

© Springer-Verlag Berlin Heidelberg 1921
Ursprünglich erschienen bei August Hirschwald in Berlin 1921

ISBN 978-3-662-34256-5   ISBN 978-3-662-34527-6 (eBook)
DOI 10.1007/978-3-662-34527-6

Geleitwort.

Während der 2 Jahrzehnte, in denen ich als Referent in dem Preußischen Medizinalministerium die Angelegenheiten der ärztlichen und der zahnärztlichen Prüfungen bearbeitet habe, konnte ich häufig beobachten, daß die Unkenntnis der einschlägigen Bestimmungen über diese Prüfungen den Anwärtern für den ärztlichen oder den zahnärztlichen Beruf schweren Schaden brachte. Einbußen an Zeit und an Geld waren Folgen, die um so lastender wirkten, als zahlreiche Studierende der Medizin und der Zahnheilkunde nur über beschränkte Mittel verfügten. Andere Studierende würden ihre Ausbildung von vornherein zweckmäßiger gestaltet haben, wenn sie den Studienplan, die Vorschriften der Prüfungsordnung und schließlich auch die Vorschriften über das Praktische Jahr im Zusammenhange und mit klarlegenden Bemerkungen zur Hand gehabt hätten.

Aber auch mancher Universitätslehrer und mancher Prüfer würde einen ausführlichen Leitfaden über die Vorschriften betr. die ärztlichen und die zahnärztlichen Prüfungen gern gehabt haben, um sich die Absichten des Gesetzgebers und der Verwaltung bezüglich der Ausbildung und Prüfung zu vergegenwärtigen.

Die beiden kurz nach der Bekanntmachung der Prüfungsordnung für Ärzte vom 28. Mai 1901 erschienenen Abhandlungen

1. von Geh. Obermedizinalrat Prof. Dr. Kirchner in Berlin: „Die wesentlichen Bestimmungen der deutschen Prüfungsordnung für Ärzte vom 28. Mai 1901",

2. von Regierungsrat Frhr. von Welck in Dresden: „Die Prüfungsordnung für Ärzte vom 28. Mai 1901"

sind beide an sich vortreffliche Führer durch die ärztlichen Prüfungsvorschriften. Aber sie beziehen sich nur auf das damalige Recht und nur auf die Ärzte. Andere Erläuterungen, die später, und zwar in größeren Sammelwerken, wie z. B. in der 1913 herausgegebenen „Ärztlichen Rechts- und Gesetzeskunde von Rapmund-Dietrich" erschienen sind, bleiben für die Studierenden schwer zugänglich und berücksichtigen auch nicht die zahlreichen abändernden und erläuternden Bestimmungen, die gerade in den letzten 5 Jahren ergangen sind.

So ist das Bedürfnis nach einer erschöpfenden Zusammenstellung der Prüfungsvorschriften für Ärzte und für Zahnärzte unter den Studierenden,

IV

Prüflingen und Prüfern immer lebhafter hervorgetreten. Der vorliegende Leitfaden, dessen Verfasser als langjähriger und erfahrener Mitarbeiter in meinem Referat für die Herausgabe besonders berufen erscheint, kommt diesem Bedürfnis nach. Das Werk füllt auch insofern eine fühlbare Lücke aus, als es das amtliche Verzeichnis der zur Annahme von Medizinalpraktikanten ermächtigten Krankenanstalten enthält, das in seinem Gesamtumfang für den Bereich des Deutschen Reichs als Sonderausgabe in Buchform wegen der hohen Druckkosten seit 1914 behördlich nicht mehr veröffentlicht worden ist.

Berlin-Steglitz, den 31. Juli 1921.

Prof. Dr. med. **E. Dietrich,**
Wirklicher Geheimer Ober-Medizinalrat.

Vorwort.

Die Fülle der zur Durchführung der Prüfungsordnungen für Ärzte und für Zahnärzte während der langen Reihe von Jahren seit deren Einführung insbesondere auch aus Anlaß des Krieges erlassenen Bestimmungen hat das Bedürfnis hervorgerufen und mich bewogen, diese in übersichtlich geordneter Form zusammenzustellen und, soweit nötig, zu erläutern, um den Beteiligten zuverlässige Aufklärung über die geltenden Verwaltungsgrundsätze zu geben.

Da diese Grundsätze, die ich während meiner amtlichen Tätigkeit in der Preußischen Medizinalverwaltung gesammelt habe, größtenteils auf Maßnahmen der Reichsregierung beruhen, so kommt ihre Anwendung nicht nur in Preußen, sondern im wesentlichen auch in den übrigen deutschen Bundesstaaten in Frage, ebenso wie die Prüfungsordnungen selbst für das ganze Gebiet des Deutschen Reiches gelten.

In besonderen Abschnitten sind außer den zu den Prüfungsordnungen erlassenen Ausführungsbestimmungen auch die Vergünstigungen der Kriegsteilnehmer und die Behandlung der Ausländer besonders berücksichtigt. Diese Abhandlungen und das gleichfalls aufgenommene amtliche Verzeichnis der zur Annahme von Medizinalpraktikanten ermächtigten Krankenanstalten im Deutschen Reich werden voraussichtlich großen Anklang finden und mit den übrigen Ausführungen dazu beitragen, daß der Leitfaden zu einem unentbehrlichen Nachschlagewerk wird und damit seinen Zweck erfüllt.

Ich möchte nicht verfehlen, auch hier Herrn Wirklichen Geheimen Obermedizinalrat Prof. Dr. med. Dietrich für seine freundlichen Anregungen bei der Herausgabe des Werkes und das vorstehende Geleitwort meinen herzlichsten Dank auszusprechen.

Berlin-Südende, den 31. Juli 1921.

Kurt Opitz.

Abkürzungen.

BGB.	=	Bürgerliches Gesetzbuch,
BGBl.	=	Bundesgesetzblatt,
G.S.	=	Preußische Gesetzsammlung,
K.M.	=	Preußisches Kultusministerium [1]),
M.Bl.	=	Preußisches Ministerialblatt für Medizinalangelegenheiten,
M.J.	=	Preußisches Ministerium des Innern,
M.V.	=	Preußisches Ministerium für Volkswohlfahrt,
Prüf.Ord.	=	Prüfungsordnung,
RGB.	=	Reichsgesetzblatt,
RGO.	=	Reichsgewerbeordnung,
R.K.	=	Reichskanzler (Reichsamt des Innern),
RJ.	=	Reichsministerium des Innern,
S.	=	Seite,
usw.	=	und so weiter.

---

[1]) Bezeichnung jetzt: Preußisches Ministerium für Wissenschaft, Kunst und Volksbildung, vor der Staatsumwälzung: Ministerium der geistlichen und Unterrichtsangelegenheiten gemäß Verordnung vom 30. 11. 10 (G.S. 1911, S. 21) und vorher: Ministerium der geistlichen, Unterrichts- und Medizinal-Angelegenheiten.

Inhaltsübersicht.

I. Prüfungsordnung für Ärzte

vom 28. Mai 1901 [1]).

A. Zentralbehörden, welche Approbationen erteilen.

§ 1.

Zur Erteilung der Approbation als Arzt für das Reichsgebiet sind befugt:

1. die Zentralbehörden derjenigen Bundesstaaten, welche eine oder mehrere Landesuniversitäten haben, mithin zur Zeit die zuständigen Ministerien des Königreichs Preußen [2]), des Königreichs Bayern, des Königreichs Sachsen, des Königreichs Württemberg, des Großherzogtums Baden, des Großherzogtums Hessen, des Großherzogtums Mecklenburg-Schwerin und in Gemeinschaft die Ministerien des Großherzogtums Sachsen und der sächsischen Herzogtümer [3]);

2. das Ministerium für Elsaß-Lothringen [4]).

B. Vorschriften über den Nachweis der Befähigung als Arzt.

§ 2.

Die Approbation wird demjenigen erteilt, welcher die ärztliche Prüfung vollständig bestanden und den Bestimmungen über das Praktische Jahr entsprochen hat.

Der ärztlichen Prüfung hat die Ablegung der ärztlichen Vorprüfung vorherzugehen.

Die Zulassung zu den Prüfungen und zum Praktischen Jahre, sowie die Erteilung der Approbation sind zu versagen, wenn schwere strafrechtliche oder sittliche Verfehlungen vorliegen. Die Entscheidung erfolgt endgültig durch die zuständige Zentralbehörde (§ 3 Abs. 2, § 20 Abs. 2, § 55 Abs. 2, § 60 Abs. 3, § 63 Abs. 2), ist bindend für alle anderen Zentralbehörden (§ 1) und diesen durch Vermittlung des Reichskanzlers [5]) mitzuteilen.

[1]) Die für das Gebiet des Deutschen Reiches geltende Prüfungsordnung hat der Reichskanzler durch Bekanntmachung vom 28. 5. 1901 veröffentlicht, nachdem ihr der Bundesrat auf Grund des § 29 der Reichsgewerbeordnung seine Zustimmung erteilt hat. In der vorliegenden Fassung sind die Änderungen nach den Bekanntmachungen vom 12. 2. 1907, 30. 3. 1908, 2. 2. 1909, 21. 1. 1915, 13. 5. 1918, 8. 7., 11. 8., 20. 10. 1919 und 18. 7. 21 berücksichtigt.

[2]) Die als Landeszentralbehörde für Preußen zuständige Medizinalverwaltung ist überwiesen:

a) von dem Ministerium der geistlichen, Unterrichts- und Medizinal-Angelegenheiten an das Ministerium des Innern durch Verordnung vom 30. 11. 10 (GS. 1911 S. 21) und

b) von diesem an das Ministerium für Volkswohlfahrt durch Beschluß der Preuß. Staatsregierung vom 7. 11. 1919 (GS. S. 173).

[3]) Die zuständigen Landeszentralbehörden sind für

a) Bayern: Staatsministerium für Unterricht und Kultus in München,

b) Sachsen: Ministerium des Kultus und öffentlichen Unterrichts in Dresden.

c) Württemberg: Ministerium des Innern in Stuttgart.

d) Baden: Ministerium des Innern in Karlsruhe.

e) Hessen: Ministerium des Innern (für Prüfungsangelegenheiten: Landesamt für das Bildungswesen) in Darmstadt,

f) Mecklenburg-Schwerin: Ministerium für Medizinalangelegenheiten in Schwerin,

g) Thüringen (ehemals Großherzogtum Sachsen und die sächsischen Herzogtümer): Ministerium für Volksbildung in Weimar,

h) Hamburg: Hochschulbehörde in Hamburg.

[4]) Die Befugnisse, die nach der elsaß-lothringischen Verfassung und den in Elsaß-Lothringen geltenden Reichs- und Landesgesetzen dem Statthalter oder den Verwaltungsbehörden zustehen, kann bis auf weiteres der Reichsminister des Innern ausüben (§ 2 des Reichsnotgesetzes vom 1. 3. 1919 — RGB. S. 257).

[5]) Vgl. S. 16, Fußnote 8.

Opitz, Prüfungsordnungen.

I. Ärztliche Vorprüfung.

§ 3.

Die ärztliche Vorprüfung kann nur vor der Prüfungskommission derjenigen Universität des Deutschen Reichs abgelegt werden, an welcher der Studierende dem medizinischen Studium obliegt. Ausnahmen hiervon können nur aus besonderen Gründen gestattet werden (§ 65).

Die Prüfungskommission wird jährlich von der vorgesetzten Zentralbehörde (§ 1) nach Anhörung der medizinischen Fakultät berufen. In der Regel sind der Vorsitzende und dessen Stellvertreter den ordentlichen Professoren der medizinischen Fakultät, die Mitglieder den Universitätslehrern der Fächer, welche Gegenstand der Prüfung sind (§ 11) zu entnehmen.

§ 4.

Der Vorsitzende leitet die Prüfung, achtet darauf, daß die Bestimmungen der Prüfungsordnung genau befolgt werden, ordnet bei vorübergehender Behinderung eines Mitgliedes dessen Stellvertretung an, berichtet unmittelbar nach dem Schlusse jedes Prüfungsjahres der vorgesetzten Behörde über die Tätigkeit der Kommission und legt Rechnung über die Gebühren.

Es finden in jedem Studienhalbjahre so viele Prüfungen statt, wie notwendig sind, um sämtliche eingegangenen Gesuche zu erledigen. Gesuche, welche später als vierzehn Tage vor dem gesetzlichen Schlusse der Vorlesungen eingehen, haben keinen Anspruch auf Berücksichtigung in dem laufenden Halbjahre. Der Vorsitzende setzt die Prüfungstermine fest und ladet die Mitglieder zu denselben.

Zu einem Prüfungstermine dürfen nicht mehr als vier Kandidaten zugelassen werden.

§ 5.

Die Gesuche[1]) um Zulassung zur Prüfung sind an den Vorsitzenden zu richten.

§ 6.

Der Meldung ist beizufügen das Zeugnis der Reife von einem deutschen Gymnasium, einem deutschen Realgymnasium oder einer deutschen Oberrealschule[2]).

Das Zeugnis der Reife von einem Gymnasium, einem Realgymnasium oder einer Oberrealschule außerhalb des Deutschen Reichs darf nur ausnahmsweise als genügend erachtet werden (§ 65).

Inhaber des Reifezeugnisses einer Oberrealschule haben nachzuweisen, daß sie in der lateinischen Sprache die Kenntnisse besitzen, welche für die Versetzung nach Obersekunda eines Realgymnasiums erforderlich sind.

Als Nachweis hierfür dient entweder ein mindestens genügendes Prädikat im Lateinischen im Reifezeugnis einer Oberrealschule mit wahlfreiem Lateinunterricht oder ein auf Grund einer Prüfung ausgestelltes Zeugnis des Leiteres eines deutschen Gymnasiums oder Realgymnasiums. Andere Nachweise über Kenntnisse in der lateinischen Sprache dürfen ausnahmsweise als genügend erachtet werden (§ 65).

§ 7.

Der Meldung ist der Nachweis beizufügen, daß der Studierende nach Erlangung des Reifezeugnisses (§ 6 Abs. 1 und 2) mindestens fünf Halbjahre dem medizinischen Studium[3]) an Universitäten des Deutschen Reichs obgelegen hat; die Zulassung darf

---

[1]) Muster S. 26

[2]) Die Reifeprüfung der Studienanstalten, die in ihren drei Zweigen derjenigen der verschiedenen höheren Lehranstalten für die männliche Jugend entspricht, verleiht die Berechtigungen der Oberrealschule, des Realgymnasiums oder des Gymnasiums, soweit sie für Frauen in Betracht kommen (Ziff. 22 der allgem. Bestimmungen des preuß. Ministeriums der geistl., Unterrichts- u. Medizinal-Angelegenheiten vom 18. 8. 1908 — U III D 6561 U II U I — über die höheren Mädchenschulen und die weiterführenden Bildungsanstalten für die weibliche Jugend).

Die preuß. Studienanstalten werden alljährlich im 1. Heft des Zentralblattes für die Unterrichtsverwaltung veröffentlicht.

[3]) Als medizinisches Studium gilt formell nur das nach Einschreibung bei der medizinischen Fakultät zurückgelegte Fachstudium (vgl. im übrigen § 7 Abs. 3 Ziff. 1).

indessen schon innerhalb der letzten sechs Wochen des fünften Studienhalbjahres erfolgen.

Auf diese fünf Halbjahre ist die Zeit des Militärdienstes, sofern der Studierende während dieser Zeit an einer Universität immatrikuliert war und die Ableistung am Universitätsort erfolgte, bis zur Dauer eines halben Jahres anzurechnen.

Ausnahmsweise darf die Studienzeit, welche

1. vor oder nach der Erlangung des Reifezeugnisses (§ 6 Abf. 1 und 2) einem dem medizinischen verwandten Universitätsstudium oder gleichwertigen Hochschulstudium gewidmet,
2. an einer ausländischen Universität zurückgelegt ist,

teilweise oder ganz angerechnet werden (§ 65).

§ 8.

Der Meldung ist der Nachweis beizufügen, daß der Studierende zwei Halbjahre an den Präparierübungen und ein Halbjahr an den mikroskopisch-anatomischen Übungen sowie an einem physiologischen und einem chemischen Praktikum regelmäßig teilgenommen hat.

Ausnahmen von einzelnen dieser Voraussetzungen dürfen nur aus besonderen Gründen gestattet werden (§ 65).

§ 9.

Die in §§ 6 bis 8 bezeichneten Nachweise sind in Urschrift vorzulegen.

Der Nachweis zu § 7 wird durch das Anmeldebuch und, soweit das Studium an einer anderen Universität zurückgelegt ist, durch das Abgangszeugnis, der Nachweis zu § 8 durch besondere, nach dem beigefügten Muster 1 [1]) auszustellende Zeugnisse geführt. Für die Studierenden der Kaiser-Wilhelms-Akademie für das militärärztliche Bildungswesen in Berlin werden die Zeugnisse zu §§ 7 und 8 von der Direktion der Akademie ausgestellt.

§ 10.

Ist der Studierende zuzulassen, so wird er durch den Vorsitzenden nach Entrichtung der Gebühren zur Prüfung mindestens zwei Tage vor ihrem Beginne schriftlich geladen [2]).

Wer in einem Prüfungstermine nicht rechtzeitig oder gar nicht erscheint oder von der begonnenen Prüfung zurücktritt, geht, sofern genügende Entschuldigungsgründe nicht vorliegen, der Hälfte des für die Prüfung eingezahlten Gebührenbetrags verlustig. Auch kann je nach Umständen durch einen mit Zustimmung des Vorsitzenden gefaßten Beschluß der Prüfungskommission der ganze Gebührenbetrag für verfallen und die Prüfung in allen oder in einzelnen Fächern für nicht bestanden erklärt werden. Gegen den Beschluß ist binnen zwei Wochen Beschwerde bei der Zentralbehörde (§ 3 Abf. 2) zulässig.

Wer von der Prüfung mit genügender Entschuldigung zurücktritt, erhält die Gebühren für die noch nicht begonnenen Fächer ganz, die Gebühren für sächliche und Verwaltungskosten nach Verhältnis zurück.

§ 11.

Die Prüfung umfaßt folgende Fächer:

I.	Anatomie,	IV.	Chemie,
II.	Physiologie,	V.	Zoologie,
III.	Physik,	VI.	Botanik.

§ 12.

Die Prüfung findet, soweit sie vorwiegend mündlich ist, öffentlich unter dauernder Anwesenheit des Vorsitzenden statt und ist in der Regel in vier aufeinander folgenden Wochentagen zu erledigen, und zwar so, daß auf die anatomische Prüfung zwei Tage entfallen, während ein Tag für die Physiologie und ein Tag für die übrigen Prüfungsgegenstände bestimmt ist.

---

[1]) Vgl. S. 27.
[2]) Die Prüfungsordnung wird bei jeder Universität in einem geeigneten Raum in genügender Zahl zur Einsicht ausgelegt oder ausgehängt. (M. V. 30. 7. 21 — I M V gen. 301).

In der anatomischen Prüfung hat der Studierende:

1. die in einer der Haupthöhlen des Körpers befindlichen Teile nach Form, Lage und Verbindung (Situs) oder eine Gegend des Stammes oder der Gliedmaßen an der Leiche zu erläutern;
2. ein anatomisches Nerven- oder Gefäßpräparat regelrecht anzufertigen und zu erläutern und im Anschlusse daran in einer mündlichen Prüfung seine Vertrautheit mit den verschiedenen Teilen der beschreibenden Anatomie nachzuweisen;
3. zwei mikroskopisch-anatomische Präparate regelrecht anzufertigen und zu erklären und im Anschlusse daran in einer mündlichen Prüfung gründliche Kenntnisse in der Gewebelehre darzutun sowie zu zeigen, daß ihm die Grundzüge der Entwicklungsgeschichte bekannt sind.

In der physiologischen Prüfung hat der Studierende den Nachweis zu führen, daß er sich mit der gesamten Physiologie einschließlich der physiologischen Chemie vertraut gemacht sowie die wichtigeren Apparate und Untersuchungsmethoden kennen gelernt hat.

Die Prüfungen in der Physik und in der Chemie sind gleichfalls eingehend zu gestalten und haben besonders die Bedürfnisse des künftigen Arztes zu berücksichtigen. In der Zoologie hat sich die Prüfung auf die Grundzüge der vergleichenden Anatomie und Physiologie, in der Botanik auf die Grundzüge der Anatomie und Physiologie der Pflanzen und auf einen allgemeinen Überblick des Pflanzenreichs, namentlich mit Rücksicht auf die medizinisch wichtigen Pflanzen zu beschränken.

Wer an einer Universität des Deutschen Reichs auf Grund einer Prüfung in den Naturwissenschaften die Doktorwürde erworben hat, wird in Physik, Chemie, Zoologie und Botanik nur dann geprüft, wenn diese Fächer nicht Gegenstand der Promotionsprüfung gewesen sind.

Die Anrechnung einer anderweitigen Prüfung an deutschen Universitäten oder Hochschulen in naturwissenschaftlichen Fächern der Prüfung auf diese kann ausnahmsweise gestattet werden (§ 65).

§ 13.

Die Gegenstände und das allgemeine Ergebnis der Prüfung in jedem Fache sowie die für dasselbe erteilte Zensur werden von dem Examinator für jeden Geprüften in ein besonderes Protokoll eingetragen, welches von dem Vorsitzenden und sämtlichen Mitgliedern der Kommission zu unterzeichnen und bei den Fakultätsakten aufzubewahren ist.

§ 14.

Für jedes Fach wird von dem Examinator nach Benehmen mit dem Vorsitzenden eine Zensur erteilt, für welche ausschließlich die Bezeichnungen „sehr gut" (1), „gut" (2), „genügend" (3), „ungenügend" (4), „schlecht" (5) zulässig sind.

Für diejenigen, welche in allen sechs Fächern mindestens „genügend" erhalten haben, wird nach Beendigung der Prüfung von dem Vorsitzenden die Gesamtzensur ermittelt, indem die Zensur für die anatomische Prüfung mit 5, diejenige für die physiologische mit 4, die Zensuren für die physikalische und die chemische Prüfung je mit 2 multipliziert, diejenigen für die Prüfungen in Zoologie und in Botanik je einfach gerechnet werden und die Summe durch 15 geteilt wird. Ergeben sich bei der Teilung Brüche, so werden sie, wenn sie über 0,5 betragen, als ein Ganzes gerechnet, andernfalls bleiben sie unberücksichtigt.

Ist in einem Prüfungsfache die Zensur „ungenügend" oder „schlecht" erteilt, so gilt es als nicht bestanden und muß wiederholt werden.

Die Frist, nach welcher die Wiederholungsprüfung erfolgen kann, beträgt je nach den Zensuren und der Zahl der nicht bestandenen Prüfungsfächer zwei Monate bis ein Jahr. Sie wird von dem Vorsitzenden für alle zu wiederholenden Fächer nach Benehmen mit den betreffenden Examinatoren einheitlich bestimmt. In gleicher Weise wird der Zeitpunkt festgesetzt, bis zu welchem spätestens die Meldung zur Wiederholung der Prüfung in allen nicht bestandenen Fächern erfolgen muß.

Wer sich ohne genügende Entschuldigung nicht vor Ablauf der Endfrist zur Wiederholung der Prüfung meldet, hat nach Ermessen der Prüfungskommission die Prüfung von Anfang an zu wiederholen, wobei auch die bereits erledigten Fächer als nicht bestanden gelten. Gegen den Beschluß ist binnen zwei Wochen Beschwerde bei der Zentralbehörde (§ 3 Abf. 2) zulässig.

Wird die Vorprüfung in einem Zeitraume von zwei Jahren nach ihrem Beginne nicht vollständig beendet, so gilt sie in allen Fächern als nicht bestanden. Ausnahmen können nur aus besonderen Gründen gestattet werden (§ 65).

§ 15.

Sofern der Studierende seine Studien an einer anderen Universität fortsetzt, muß die Wiederholungsprüfung vor der Kommission dieser Universität abgelegt werden.

Die auf Grund des § 10 Abf. 2 und des § 14 Abf. 4 und 5 getroffenen Entscheidungen haben bindende Kraft für alle Prüfungskommissionen.

§ 16.

Wer auch bei der zweiten Wiederholung nicht besteht, wird zu einer weiteren Prüfung nicht zugelassen. Ausnahmen dürfen nur aus besonderen Gründen gestattet werden (§ 65).

§ 17.

Nach Abschluß jeder Prüfung und Wiederholungsprüfung hat der Vorsitzende binnen drei Tagen das Ergebnis der Prüfung und die gemäß § 10 Abf. 2 und § 14 Abf. 4 und 5 getroffenen Entscheidungen der Universitätsbehörde mitzuteilen. Diese hat, falls der Studierende vor vollständig bestandener Vorprüfung die Universität verläßt, einen entsprechenden Vermerk in das Abgangszeugnis einzutragen.

Über den Erfolg der Prüfung ist dem Studierenden ein Zeugnis nach dem beigefügten Muster 2 [1]) auszustellen. Hat er eine Wiederholungsprüfung abzulegen, so werden statt der Gesamtzensur die Fristen nach § 14 Abf. 4 vermerkt. Über eine Wiederholung der Prüfung erhält der Studierende ein Zeugnis nach Muster 3 [2]).

§ 18.

Die Gebühren für die gesamte Prüfung und das ausgefertigte Zeugnis betragen 90 ℳ. Hiervon werden 20 ℳ auf die anatomische, 15 ℳ auf die physiologische, je 7 ℳ auf die physikalische und die chemische, je 5 ℳ auf die zoologische und die botanische Prüfung verteilt. Aus dem Reste von 31 ℳ sind die sächlichen und Verwaltungskosten zu bestreiten.

Doktoren der Philosophie oder der Naturwissenschaften haben im Falle des § 12 Abf. 5 nur die Gebührenanteile für diejenigen Mitglieder der Kommission, von denen sie geprüft werden, sowie für sächliche und Verwaltungskosten 31 ℳ zu entrichten.

Vor der Wiederholungsprüfung sind außer dem Betrage von 12 ℳ für sächliche und Verwaltungskosten die Gebührenanteile für die Mitglieder der Kommission, von welchen die Wiederholungsprüfung abgehalten wird, aufs neue zu entrichten.

Die Entschädigungen für den Vorsitzenden und dessen Stellvertreter werden nach Maßgabe ihrer Mühewaltung von der Zentralbehörde (§ 3 Abf. 2) am Ende jedes Prüfungsjahrs festgesetzt und aus dem Betrage für sächliche und Verwaltungskosten bestritten.

Über die Verwendung der bei den sächlichen und Verwaltungskosten erwachsenden Ersparnisse sowie der verfallenden Gebühren (§ 60 Abf. 2, § 14 Abf. 6) befindet die die Zentralbehörde (§ 3 Abf. 2).

§ 19.

Dem Reichskanzler [3]) werden von der Zentralbehörde (§ 3 Abf. 2) Verzeichnisse der Kandidaten, welche die Vorprüfung in dem abgelaufenen Prüfungsjahr bestanden haben, mit den auf die Prüfung bezüglichen Akten [4]) eingereicht. Die letzteren werden der Zentralbehörde zurückgesendet.

---

[1]) Vgl. S. 27.
[2]) Vgl. S. 28.
[3]) Vgl. S. 16, Fußnote 8.
[4]) Unter den auf die Prüfung bezüglichen Akten im Sinne dieser Bestimmung sind das Gesuch des Studierenden und die auf die Vorprüfung bezüglichen Protokolle, sowie alle sonstigen den einzelnen Studierenden betreffenden, bei der Kommission einlaufenden Schriftstücke zu verstehen. Ausgenommen sind nur die Zeugnisse des Studierenden, welche demselben nach beendeter Prüfung zurückzugeben sind (K.M. 3. 7. 05 — U I 1324).

II. Ärztliche Prüfung.

§ 20.

Die ärztliche Prüfung kann vor jeder ärztlichen Prüfungskommission bei einer Universität[1]) des Deutschen Reichs abgelegt werden.

Die Kommission, einschließlich des Vorsitzenden und seiner Stellvertreter, wird von der vorgesetzten Zentralbehörde (§ 1) für jedes Prüfungsjahr (§ 21 Abs. 1) nach Anhörung der medizinischen Fakultät der betreffenden Universität aus geeigneten Fachmännern ernannt.

Der Vorsitzende leitet die Prüfung, ist berechtigt, ihr in allen Abschnitten beizuwohnen, achtet darauf, daß die Bestimmungen der Prüfungsordnung genau befolgt werden, ordnet bei vorübergehender Behinderung eines Mitgliedes dessen Stellvertretung an, berichtet unmittelbar nach dem Schlusse jedes Prüfungsjahrs der vorgesetzten Behörde über die Tätigkeit der Kommission und legt Rechnung über die Gebühren.

§ 21.

In jedem Jahre finden zwei Prüfungsperioden statt. Sie beginnen Mitte Oktober und Mitte März und sollen nicht über Mitte August ausgedehnt werden.

Die Gesuche[2]) um Zulassung zur Prüfung sind bei der zuständigen Zentralbehörde (§ 20 Abs. 2) oder bei einer von dieser bezeichneten anderen Dienststelle unter Angabe der Prüfungskommission, vor welcher der Kandidat die Prüfung abzulegen wünscht, bis zum 1. Oktober beziehungsweise 1. März jedes Jahres einzureichen. Verspätete Gesuche können nur aus besonderen Gründen berücksichtigt werden.

§ 22.

Der Meldung sind die nach §§ 6 bis 8 für die Zulassung zur ärztlichen Vorprüfung erforderlichen Nachweise sowie das Zeugnis über die vollständig bestandene ärztliche Vorprüfung (§ 17 Abs. 2) beizufügen.

Die gemäß §§ 6 bis 8 erteilten Dispensationen gelten auch für die ärztliche Prüfung[3]).

Eine außerhalb des Deutschen Reichs bestandene Prüfung darf nur ausnahmsweise an Stelle der ärztlichen Vorprüfung als genügend erachtet werden (§ 65)[4]).

§ 23.

Der Meldung ist der durch Universitäts-Abgangszeugnisse zu erbringende Nachweis beizufügen, daß der Kandidat nach Erlangung des Reifezeugnisses (§ 6 Abs. 1 und 2) einschließlich der für die ärztliche Vorprüfung nachgewiesenen medizinischen Studienzeit mindestens zehn Halbjahre[5]) dem medizinischen Studium an Universitäten des Deutschen Reichs obgelegen hat. Auf diese zehn Halbjahre ist die Zeit des Militärdienstes, sofern der Studierende während dieser Zeit an einer Universität immatrikuliert war und die Ableistung am Universitätsort erfolgte, bis zur Dauer eines halben Jahres anzurechnen.

Die Bestimmung des § 7 Abs. 3 findet entsprechende Anwendung.

§ 24.

Von der nachzuweisenden Studienzeit müssen mindestens vier Halbjahre nach vollständig bestandener Vorprüfung zurückgelegt sein[6]).

Auf diese vier Halbjahre darf die Zeit des Militärdienstes nicht angerechnet werden.

---

[1]) Die Prüfung braucht nicht, wie bei der Vorprüfung, an der Universität abgelegt werden, an der der Kandidat zuletzt studiert hat.

[2]) Muster S. 32.

[3]) Bewilligungen von Ausnahmen von der Prüfungsordnung sind nicht nur für diejenige Zentralbehörde, die sie erteilt hat, sondern für alle Zentralbehörden bindend und den Zulassungsgesuchen in Urschrift beizufügen.

[4]) Die ausländische Prüfung muß den Fächern und Anforderungen der deutschen Vorprüfung entsprechen. Zur Anrechnung einzelner Fächer einer außerhalb des deutschen Reiches bestandenen Prüfung auf die ärztliche Vorprüfung ist ein Dispens nicht vorgesehen. (R.J. 19. 3 1921 — II A 2787). Wegen Praktizieren vgl. S. 29.

[5]) Diese Studienzeit kann je zur Hälfte vor und nach der Vorprüfung oder zu sechs Semestern vor und zu vier Semestern nach dieser zurückgelegt werden (vgl. § 24 Abs. 1).

[6]) Vgl. S. 6, Fußnote 5 und S. 66 (Beschluß des Bundesrats v. 1. 2. 17).

Das Halbjahr, in dem die ärztliche Vorprüfung bestanden ist, wird nur angerechnet, wenn die Vorprüfung innerhalb der ersten sechs Wochen nach dem vorgeschriebenen Semesteranfange vollständig bestanden ist. Ausnahmen dürfen nur aus besonderen Gründen gestattet werden (§ 65).

§ 25.

Der Meldung ist der Nachweis beizufügen, daß der Kandidat nach vollständig bestandener ärztlicher Vorprüfung mindestens

1. je zwei Halbjahre hindurch an der medizinischen, chirurgischen und geburtshilflichen Klinik als Praktikant regelmäßig teilgenommen, vier Kreißende in Gegenwart des Lehrers oder Assistenzarztes selbständig entbunden,
2. je ein Halbjahr als Praktikant die Klinik für Augenkrankheiten, die medizinische Poliklinik, die Kinderklinik oder -poliklinik, die psychiatrische Klinik, sowie die Spezialkliniken oder -polikliniken[1]) für Hals- und Nasen-, für Ohren- und für Haut- und syphilitische Krankheiten regelmäßig besucht sowie am praktischen Unterricht in der Impftechnik teilgenommen und die zur Ausübung der Impfung erforderlichen technischen Fähigkeiten und Kenntnisse über Gewinnung und Erhaltung der Lymphe erworben[2]),
3. je eine Vorlesung über topographische Anatomie, Pharmakologie und gerichtliche Medizin gehört hat[3]).

Soweit am Universitätsort eine besondere Kinderklinik oder -poliklinik oder eine besondere Klinik oder Poliklinik für die zu 2 genannten Spezialfächer nicht besteht, genügt die Teilnahme an einem Kursus für diese Fächer in der entsprechenden Abteilung eines von der Zentralbehörde ermächtigten größeren Krankenhauses.

Der Nachweis wird für die Vorlesungen über topographische Anatomie, Pharmakologie und gerichtliche Medizin durch das Abgangszeugnis, im übrigen durch besondere, nach dem beigefügten Muster 4[4]) auszustellende Zeugnisse der klinischen oder poliklinischen Dirigenten oder durch das entsprechende Zeugnis eines von der Behörde mit der Erteilung des Unterrichts in der Impftechnik beauftragten Lehrers erbracht.

Für die Studierenden der Kaiser Wilhelms-Akademie für das militärärztliche Bildungswesen in Berlin werden die zu §§ 23 und 25 erforderten Zeugnisse von der Direktion der Akademie ausgestellt.

Ausnahmen dürfen nur aus besonderen Gründen gestattet werden (§ 65).

§ 26.

Außerdem sind der Meldung noch beizufügen:

1. ein eigenhändig geschriebener Lebenslauf, in welchem der Gang der Universitätsstudien darzulegen ist, sowie,
2. falls der Kandidat sich nicht alsbald nach dem Abgange von der Universität meldet, ein amtliches Zeugnis über seine Führung in der Zwischenzeit.

Sämtliche in §§ 22, 23 und 25 aufgeführten Nachweise nebst dem vorstehend zu 2 bezeichneten Zeugnisse sind in Urschrift vorzulegen.

§ 27.

Der Kandidat hat sich binnen einer Woche[5]) nach Empfang der Zulassungsverfügung[6])[7]) unter Vorzeigung derselben sowie der Quittung über die einge-

---

[1]) Die Studierenden derjenigen Universitäten, an welchen eine Kinderklinik oder Spezialkliniken für Hals- usw. Krankheiten vorhanden sind, haben den Nachweis über den Besuch dieser Kliniken zu führen. Der Nachweis über den Besuch einer Poliklink dagegen genügt nur an denjenigen Universitäten, an welchen keine gleichartigen Kliniken vorhanden sind (K.M. 5. 5. 05 — M 17355 U I).

[2]) Die Bescheinigung muß wörtlich mit dieser Vorschrift übereinstimmen (K. M. 28. 9. 08 — M 19 352).

[3]) Diese Vorlesungen dürfen nur nach bestandener Vorprüfung gehört werden (K.M. 4. 8. 06 — M 18 321 U I).

[4]) Vgl. S. 34.

[5]) Die einwöchige Meldungsfrist läuft nicht während der Ferien (K.M. — M 3805/04).

[6]) Die Zeugnisse werden mit der Zulassungsverfügung nicht zurückgesandt, sondern erst später dem Kandidaten ausgehändigt (M.B. 11. 2. 20 — I M V 848).

[7]) Vgl. S. 3, Fußnote 2.

zahlten Gebühren (§ 58), bei dem Vorsitzenden der Prüfungskommission ohne besondere Aufforderung persönlich zu melden.

§ 28.

Die Prüfung umfaßt folgende Abschnitte:

I. die Prüfung in der pathologischen Anatomie und in der allgemeinen Pathologie,
II. die medizinische Prüfung,
III. die chirurgische Prüfung,
IV. die geburtshilflich-gynäkologische Prüfung,
V. die Prüfung in der Augenheilkunde,
VI. die Prüfung in der Irrenheilkunde,
VII. die Prüfung in der Hygiene.

Die Examinatoren in den einzelnen Prüfungsabschnitten sind, auch abgesehen von der Vorschrift des § 38, verpflichtet, soweit der Gegenstand dazu Gelegenheit bietet, festzustellen, daß der Kandidat in den mit dem betreffenden Abschnitt in Zusammenhang stehenden Gebieten der Anatomie und Physiologie die in der Vorprüfung nachzuweisenden Kenntnisse festgehalten und während der klinischen Zeit zu verwerten gelernt hat. Die Art und der Erfolg der Prüfung in der Anatomie und Physiologie sind in dem Protokolle (§ 50) der betreffenden Prüfungsabschnitte im einzelnen anzugeben.

§ 29.

In keinem Prüfungsabschnitte dürfen gleichzeitig mehr als vier Kandidaten geprüft werden, mit Ausnahme der technischen Teile der chirurgischen Prüfung (§§ 36 und 37), bei welchem die doppelte Zahl zulässig ist.

§ 30.

I. Die Prüfung in der pathologischen Anatomie und in der allgemeinen Pathologie umfaßt zwei Teile, wird von einem Examinator abgehalten und ist tunlichst in zwei Tagen zu erledigen. In derselben muß der Kandidat sich befähigt zeigen:

1. an der Leiche die vollständige Sektion mindestens einer der drei Haupthöhlen zu machen und den Befund sofort zu Protokoll zu bringen;
2. zwei bis drei pathologisch-anatomische Präparate, von denen jedenfalls eins für die mikroskopische Untersuchung herzustellen ist, zu erläutern und demnächst in einer eingehenden mündlichen Prüfung seine Kenntnisse in der pathologischen Anatomie und in der allgemeinen Pathologie darzutun.

§ 31.

II. Die medizinische Prüfung umfaßt vier Teile und ist in der Regel in sieben aufeinanderfolgenden Wochentagen zu erledigen.

§ 32.

In dem ersten Teil der medizinischen Prüfung, der von zwei Examinatoren in der medizinischen Abteilung eines größeren Krankenhauses oder in einer Universitätsklinik oder an Kranken der Poliklinik abgehalten wird, hat der Kandidat

a) an zwei aufeinanderfolgenden Tagen je einen Kranken in Gegenwart des betreffenden Examinators zu untersuchen, die Anamnese, Diagnose und Prognose des Falles sowie den Heilplan festzustellen, den Befund sofort in ein von dem Examinator gegenzuzeichnendes Protokoll aufzunehmen und noch an demselben Tage zu Hause über den Krankheitsfall einen kritischen Bericht anzufertigen, welcher, mit Datum und Namensunterschrift versehen, am nächsten Morgen dem Examinator zu übergeben ist;
b) die beiden ihm überwiesenen Kranken im Laufe der nächsten vier Tage täglich wenigstens einmal, auf Erfordern des Examinators auch öfter zu besuchen, im Anschluß an den ihm vom Examinator zurückgegebenen Bericht den Verlauf der Krankheit mit Angabe der Behandlung in Form eines Krankenblatts zu beschreiben und im Falle des vor Ablauf der vier Tage erfolgenden

Todes des Kranken eine schriftliche Epikrise unter Berücksichtigung des Sektionsbefundes zu geben. Scheidet einer der dem Kandidaten überwiesenen Kranken vor Ablauf der vier Tage aus der Behandlung aus, so bestimmt der Examinator, ob der Kandidat einen anderen Kranken zu übernehmen hat.

Jeder Examinator hat den Krankenbesuchen zu b mindestens dreimal beizuwohnen, hierbei den Krankheitsbericht mit dem Kandidaten durchzugehen und ihn nötigenfalls zu Nachträgen zu veranlassen.

Gelegentlich der Krankenbesuche (zu a und b) hat der Kandidat noch an sonstigen Kranken seine Fähigkeit in der Diagnose und Prognose der inneren Krankheiten und seine Vertrautheit mit der gesamten Heilmittellehre, soweit sie nicht Gegenstand der Prüfung zu § 33 ist, nachzuweisen.

§ 33.

In dem zweiten Teil der medizinischen Prüfung hat der Kandidat in einem besonderen Termin in Gegenwart eines Examinators einige Aufgaben zu Arzneiverordnungen schriftlich zu lösen und mündlich darzutun, daß er in der Pharmakologie und Toxikologie die für einen praktischen Arzt erforderlichen Kenntnisse besitzt.

Dieser Prüfungsteil kann einem dritten Examinator übertragen werden.

§ 33 a.

In dem dritten Teil der medizinischen Prüfung hat der Kandidat in einem besonderen Termin in der Kinderabteilung eines größeren Krankenhauses oder in einer Universitäts-Kinderklinik oder -Poliklinik in Gegenwart eines Fachvertreters der Kinderheilkunde einen Kranken zu untersuchen, den Befund und den Heilplan kurz niederzuschreiben und sodann mündlich darzutun, daß er in der Kinderheilkunde die für einen praktischen Arzt erforderlichen Kenntnisse besitzt.

§ 33 b.

In dem vierten Teil der medizinischen Prüfung hat der Kandidat in einem besonderen Termin in der Abteilung für Haut- und Geschlechtskrankheiten eines größeren Krankenhauses oder in einer Universitätsklinik oder -poliklinik für Haut- und Geschlechtskranke in Gegenwart eines Fachvertreters für Haut- und Geschlechtskrankheiten einen Kranken zu untersuchen, den Befund und den Heilplan kurz niederzuschreiben und sodann mündlich darzutun, daß er über die Haut- und Geschlechtskrankheiten die für einen praktischen Arzt erforderlichen Kenntnisse besitzt.

§ 34.

III. Die chirurgische Prüfung umfaßt fünf Teile und ist in der Regel in sieben aufeinanderfolgenden Wochentagen zu erledigen. Sie wird in den ersten drei Teilen von zwei Examinatoren, welche im zweiten und dritten Teile gleichzeitig zu prüfen haben, in der chirurgischen Abteilung eines größeren Krankenhauses oder in einer Universitätsklinik oder an Kranken der Poliklinik, erforderlichenfalls in der Anatomie, abgehalten.

§ 35.

In dem ersten Teil der chirurgischen Prüfung hat der Kandidat

a) an zwei aufeinanderfolgenden Tagen je einen Kranken in Gegenwart des betreffenden Examinators zu untersuchen, die Anamnese, Diagnose und Prognose des Falles sowie den Heilplan festzustellen, den Befund sofort in ein von dem Examinator gegenzuzeichnendes Protokoll aufzunehmen und noch an demselben Tage zu Hause über den Krankheitsfall einen kritischen Bericht anzufertigen, welcher, mit Datum und Namensunterschrift versehen, am nächsten Morgen dem Examinator zu übergeben ist;

b) die beiden ihm überwiesenen Kranken im Laufe der nächsten vier Tage täglich wenigstens einmal, auf Erfordern des Examinators auch öfter zu besuchen, im Anschluß an den ihm vom Examinator zurückgegebenen Bericht den Verlauf der Krankheit mit Angabe der Behandlung in Form eines Krankenblatts zu beschreiben und im Falle des vor Ablauf der vier Tage erfolgenden

Todes eine schriftliche Epikrise unter Berücksichtigung des Sektionsbefundes zu geben. Scheidet einer der dem Kandidaten überwiesenen Kranken vor Ablauf der vier Tage aus der Behandlung aus, so bestimmt der Examinator, ob der Kandidat einen anderen Kranken zu übernehmen hat.

Jeder der beiden Examinatoren hat den Krankenbesuchen zu b mindestens dreimal beizuwohnen, hierbei den Krankheitsbericht mit dem Kandidaten durchzugehen und ihn nötigenfalls zu Nachträgen zu veranlassen.

Gelegentlich der Krankenbesuche (zu a und b) hat der Kandidat noch an sonstigen Kranken seine Fähigkeit in der Diagnose und Prognose der chirurgischen Krankheiten, seine Vertrautheit mit den verschiedenen Methoden ihrer Behandlung unter besonderer Berücksichtigung der Antisepsis und Asepsis sowie seine Fertigkeit in der Ausführung kleiner chirurgischer Operationen nachzuweisen.

§ 36.

In dem zweiten Teil der chirurgischen Prüfung hat der Kandidat in der Operationslehre und in der Würdigung der bezüglichen Methoden sich einer mündlichen Prüfung zu unterziehen, zwei Operationen, darunter eine Arterienunterbindung, an der Leiche zu verrichten und die für einen praktischen Arzt erforderlichen Kenntnisse in der Instrumentenlehre darzulegen.

§ 37.

In dem dritten Teil der chirurgischen Prüfung hat der Kandidat auf Fragen aus der Lehre von den Knochenbrüchen und Verrenkungen ebenfalls mündlich Auskunft zu geben, in einem Falle das angezeigte Verfahren am Phantom oder an Kranken auszuführen und den Verband kunstgerecht anzulegen.

§ 38.

In dem vierten Teil der chirurgischen Prüfung hat der Kandidat in einer von einem Fachvertreter abzunehmenden, nach Befinden mit der Prüfung zu § 36 zu verbindenden, mündlichen Prüfung seine Vertrautheit mit dem topographisch-chirurgischen Teil der Anatomie darzutun. Die Prüfung hat sich in der Regel auf einen Körperteil zu beschränken.

§ 39.

In dem fünften Teil der chirurgischen Prüfung hat der Kandidat in einem besonderen Termin in der Abteilung für Ohren-, Hals- und Nasenkrankheiten eines größeren Krankenhauses oder in einer Universitätsklinik oder -poliklinik für Ohren-, Hals- und Nasenkranke in Gegenwart eines Fachvertreters einen Kranken zu untersuchen, den Befund und den Heilplan kurz niederzuschreiben und sodann mündlich darzutun, daß er über die Ohren-, Hals- und Nasenkrankheiten sowie ihre Behandlung die für einen praktischen Arzt erforderlichen Kenntnisse besitzt.

§ 40.

IV. Die geburtshilflich-gynäkologische Prüfung umfaßt zwei Teile, sie wird von zwei Examinatoren in einer öffentlichen Gebäranstalt, mit der eine gynäkologische Abteilung verbunden ist, oder in einer Universitätsklinik abgehalten und ist in der Regel in fünf aufeinanderfolgenden Wochentagen zu erledigen.

§ 41.

In dem ersten Teil der geburtshilflich-gynäkologischen Prüfung hat der Kandidat

a) eine Gebärende in Gegenwart eines der Examinatoren oder eines von demselben damit beauftragten Assistenzarztes der Anstalt zu untersuchen, die Geburtsperiode und Kindeslage, die Prognose und das einzuschlagende Verfahren zu bestimmen und auf Erfordern sich an den geburtshilflichen Maßnahmen zu beteiligen sowie auch nach Beendigung der Geburt im Laufe der nächsten 24 Stunden zu Hause einen kritischen Bericht anzufertigen und solchen, mit Datum und Namensunterschrift versehen, am anderen Tage dem betreffenden Examinator zu übergeben;

b) die Wöchnerin im Laufe der nächsten vier Tage täglich zweimal zu besuchen, dabei den Bericht in Beziehung auf die Pflege der Wöchnerin und des Neugeborenen sowie auf die etwaigen Krankheiten beider zu vervollständigen und im Falle des vor Ablauf der vier Tage erfolgenden Todes der Entbundenen eine schriftliche Epikrise unter Berücksichtigung des Sektionsbefundes zu geben. Scheidet die dem Kandidaten überwiesene Wöchnerin vor Ablauf der vier Tage aus der Behandlung aus, so bestimmt der Examinator, ob der Kandidat eine andere Wöchnerin zu übernehmen hat.

Während dieser Zeit hat der Kandidat vor demselben Examinator noch seine Fähigkeit in der Diagnose, Prognose und Behandlung der Schwangerschaft und des Wochenbetts zu bekunden und in einer mündlichen Prüfung an Kranken nachzuweisen, daß er die für einen praktischen Arzt erforderlichen Kenntnisse in der Erkennung und Behandlung der Frauenkrankheiten besitzt.

§ 42.

In dem zweiten Teil der geburtshilflich-gynäkologischen Prüfung hat der Kandidat in einem besonderen Termin in Gegenwart beider Examinatoren seine Bekanntschaft mit denjenigen Operationen nachzuweisen, welche wissenschaftlich anerkannt sind, sodann am Phantom die Diagnose verschiedener regelwidriger Kindeslagen zu stellen, die Entbindung durch die Wendung auszuführen und seine Fertigkeit im Gebrauche der Zange darzulegen.

§ 43.

Dem dirigierenden Arzte steht es beim Mangel an Gebärenden oder Kranken in der Anstalt frei, solche aus der poliklinischen Praxis zur Prüfung heranzuziehen. Die Überweisung derselben Gebärenden zur Prüfung (zu § 41 Abs. 1 a) für zwei oder mehrere Kandidaten ist in keinem Falle gestattet.

§ 44.

V. Die Prüfung in der Augenheilkunde wird von einem Examinator in der Augenabteilung eines größeren Krankenhauses oder in einer Universitätsklinik oder an Kranken der Poliklinik abgehalten und ist in drei Tagen zu erledigen.

In Gegenwart des Examinators hat der Kandidat einen Augenkranken zu untersuchen, die Anamnese, Diagnose und Prognose des Falles sowie den Heilplan festzustellen, den Befund sofort in ein von dem Examinator gegenzuzeichnendes Protokoll aufzunehmen und noch an demselben Tage zu Hause über den Krankheitsfall einen Bericht anzufertigen, welcher mit Datum und Namensunterschrift versehen, am nächsten Morgen dem Examinator zu übergeben ist. Sodann hat er den Kranken zwei Tage hindurch unter Aufsicht des Examinators zu behandeln und in einer mündlichen Prüfung auch an anderen Fällen nachzuweisen, daß er die für einen praktischen Arzt erforderlichen Kenntnisse in der Augenheilkunde besitzt sowie sich mit dem Gebrauche des Augenspiegels vertraut gemacht hat.

§ 45.

VI. Die Prüfung in der Irrenheilkunde wird von einem Examinator in der Irrenabteilung eines größeren Krankenhauses oder einer Universitätsklinik abgehalten und ist an einem Tage zu erledigen.

In Gegenwart des Examinators hat der Kandidat einen Geisteskranken zu untersuchen, die Anamnese, Diagnose und Prognose des Falles sowie den Heilplan festzustellen, den Befund sofort in ein von dem Examinator gegenzuzeichnendes Protokoll aufzunehmen und hierauf in einer mündlichen Prüfung auch an anderen Kranken nachzuweisen, daß er die für einen praktischen Arzt erforderlichen Kenntnisse in der Irrenheilkunde besitzt.

§ 46.

VII. Die hygienische Prüfung ist eine mündliche; sie wird von einem Examinator abgehalten und ist in einem Tage zu erledigen.

In derselben hat der Kandidat nachzuweisen, daß er sich die für einen praktischen Arzt erforderlichen Kenntnisse in der Hygiene erworben, sich mit den wichtigeren hygienischen und insbesondere auch bakteriologischen Untersuchungsmethoden sowie mit den Grundsätzen und der Technik der Schutzpockenimpfung vertraut gemacht hat, auch die erforderlichen Kenntnisse über Gewinnung und Erhaltung der Lymphe besitzt.

§ 47.

Bei den einzelnen Prüfungsfächern sind ihre Geschichte und, soweit solche vorhanden, ihre Beziehungen zur gerichtlichen Medizin nicht unberücksichtigt zu lassen. Auch ist darauf zu achten, daß der Kandidat sprachliches Verständnis für die medizinischen Kunstausdrücke besitzt.

§ 48.

Zu dem ersten und siebenten Prüfungsabschnitt ist den Studierenden der Medizin, zu den klinischen Prüfungen denjenigen Studierenden der Zutritt gestattet, welche als Auskultanten oder Praktikanten an der betreffenden Klinik teilnehmen.

Außerdem steht jedem Lehrer der Medizin an einer Universität des Deutschen Reichs der Zutritt frei.

§ 49.

Die zu den klinischen Prüfungen erforderlichen Kranken und Schwangeren (§ 32 Abs. 1 a und b, § 35 Abs. 1 a und b, § 41 Abs. 1 a und b, §§ 44, 45) werden von der Direktion der betreffenden Anstalt dem Examinator zugewiesen und sind von diesem den Kandidaten für jeden Abschnitt erst bei Beginn desselben zu überweisen. Die Überweisung desselben Kranken für mehrere Kandidaten im Laufe der Prüfungsperiode ist nur ausnahmsweise gestattet (unbeschadet der gänzlichen Ausschließung im § 43 Satz 2).

§ 50.

Für jeden Kandidaten wird über jeden Prüfungsabschnitt ein besonderes Protokoll unter Anführung der Prüfungsgegenstände und der erteilten Zensuren, bei der Zensur „ungenügend" oder „schlecht" unter kurzer Angabe der Gründe aufgenommen.

§ 51.

Nach Beendigung eines jeden Prüfungsabschnitts sind die Examinatoren verpflichtet, dem Vorsitzenden die Prüfungsakten unverweilt zuzusenden. Der Kandidat hat sich nach Beendigung des Abschnitts behufs Entgegennahme der Mitteilung des Ergebnisses ohne besondere Aufforderung binnen drei Tagen bei dem Vorsitzenden der Prüfungskommission oder gemäß dessen Bestimmung im Bureau der letzteren und, sofern er bestanden hat, binnen weiteren 24 Stunden bei dem Examinator (oder den Examinatoren) für den nächstfolgenden Prüfungsabschnitt behufs Anberaumung ferneren Termins persönlich zu melden. Der Vorsitzende hat darauf zu achten, daß in der Regel zwischen den einzelnen Prüfungsabschnitten nur ein Zeitraum von acht Tagen liegt.

Die Reihenfolge, in welcher die einzelnen Abschnitte zurückzulegen sind, bestimmt der Vorsitzende. Jedoch darf niemals gestattet werden, daß Abschnitt IV vor Ablauf von acht Tagen nach Abschnitt I begonnen wird.

Ist ein Abschnitt nicht vollständig bestanden, so entscheidet der Vorsitzende nach Anhörung des Kandidaten, ob dieser sich der Prüfung in einem anderen Abschnitt oder dem späteren Teil desselben Abschnitts sogleich oder erst nach Wiederholung des nicht bestandenen zu unterziehen hat. Ist die Prüfung fortzusetzen, so gilt wegen der Meldung zur Anberaumung ferneren Termins das im Abs. 1 Gesagte.

§ 52.

Über den Ausfall der Prüfung in den Abschnitten V bis VII sowie in jedem Teile der übrigen Abschnitte wird eine besondere Zensur unter ausschließlicher Anwendung der Zensuren „sehr gut" (1), „gut" (2), „genügend" (3), „ungenügend" (4) und „schlecht" (5) erteilt.

Wenn von zwei an einer Prüfung beteiligten Examinatoren einer die Zensur „ungenügend" oder „schlecht" erteilt, so entscheidet seine Stimme. Andernfalls finden die Bestimmungen des § 53 Abs. 1 zu a und Abs. 2 entsprechende Anwendung.

§ 53.

Ist ein Prüfungsabschnitt vollständig bestanden, so wird für den ganzen Abschnitt von dem Vorsitzenden die Gesamtzensur ermittelt, indem die Zahlenwerte der Einzelzensuren (§ 52 Abs. 1)

a) für Abschnitt I einfach,
b) für Abschnitt II Teil 1 dreifach, Teil 2 bis 4 je einfach,
c) für Abschnitt III Teil 1 zweifach, Teil 2 bis 5 je einfach,
d) für Abschnitt IV Teil 1 dreifach, Teil 2 einfach

gerechnet werden und die sich für die einzelnen Abschnitte ergebende Summe der Zahlenwerte zu a durch zwei, zu b und c durch sechs, zu d durch vier geteilt wird.

Ergeben sich bei der Teilung Brüche, so werden sie, wenn sie über 0,5 betragen, als ein Ganzes gerechnet, anderenfalls bleiben sie unberücksichtigt.

§ 54.

Ist in einem Prüfungsabschnitt oder in einem Teile eines Prüfungsabschnitts die Zensur „ungenügend" oder „schlecht" erteilt, so gilt er als nicht bestanden und muß wiederholt werden.

Die Frist, nach welcher die Wiederholungsprüfung erfolgen kann, beträgt je nach den Zensuren zwei Monate bis ein Jahr. Sie wird von dem Vorsitzenden nach Benehmen mit den betreffenden Examinatoren für jeden Abschnitt einheitlich bestimmt. In gleicher Weise wird der Zeitpunkt festgesetzt, bis zu welchem spätestens die Meldung zur Wiederholungsprüfung in dem Abschnitte, soweit er nicht bestanden ist, erfolgen muß. Wiederholungsfristen verschiedener Abschnitte laufen gleichzeitig nebeneinander.

Die zweite Wiederholung eines Prüfungsabschnitts oder eines Teiles desselben findet in Gegenwart des Vorsitzenden statt.

Wer auch bei der zweiten Wiederholung nicht besteht, wird zu einer weiteren Prüfung nicht zugelassen. Ausnahmen dürfen nur aus besonderen Gründen gestattet werden (§ 65).

§ 55.

Hat der Kandidat sämtliche Prüfungsabschnitte bestanden, so wird aus den für die Prüfungsabschnitte erteilten Zensuren die Gesamtzensur ermittelt, indem die Zensuren für Abschnitt II und III je mit 6, für Abschnitt IV mit 4, für Abschnitt I und VII je mit 2 multipliziert, die Zensuren für Abschnitt V und VI einfach gerechnet werden und die sich ergebende Summe durch 22 geteilt wird. Mit den sich hierbei ergebenden Brüchen wird in der im § 53 Abs. 2 angegebenen Weise verfahren.

Der Vorsitzende überreicht binnen einer Woche die Prüfungsakten der Zentralbehörde (§ 20 Abs. 2) zur Erteilung einer Bescheinigung darüber, daß der Kandidat die Prüfung bestanden hat, und gegebenenfalls, daß seiner Zulassung zum Praktischen Jahr nichts entgegensteht. Der Bescheinigung über die Zulassung zum Praktischen Jahre werden die Bestimmungen des § 63 Abs. 1 als Anmerkung beigegeben.

§ 56.

Wer sich nicht rechtzeitig gemäß § 27 Abs. 2 und § 51 Abs. 1 und 3 persönlich meldet, kann auf Antrag des Vorsitzenden von der Zentralbehörde (§ 20 Abs. 2) bis zur folgenden Prüfungsperiode zurückgestellt werden.

Wer ohne genügende Entschuldigung in einem Prüfungstermine nicht rechtzeitig oder gar nicht erscheint, geht der Hälfte des auf den betreffenden Prüfungsabschnitt entfallenden, wer ohne genügende Entschuldigung von der begonnenen Prüfung zurücktritt, der Hälfte des auf alle noch zu erledigenden Prüfungsabschnitte entfallenden Gebührenbetrags verlustig. Auch kann je nach Umständen durch einen mit Zustimmung des Vorsitzenden gefaßten Beschluß der Prüfungskommission der ganze eingezahlte Betrag für verfallen und in besonderen Fällen die Prüfung in allen oder in einzelnen Abschnitten für nicht bestanden erklärt werden. Gegen den Beschluß ist binnen zwei Wochen Beschwerde bei der Zentralbehörde (§ 20 Abs. 2) zulässig.

Wer sich ohne genügende Entschuldigung nicht vor Ablauf der Endfrist (§ 54 Abs. 2) zur Wiederholungsprüfung meldet, hat die Prüfung nach Ermessen der Prüfungskommission von Anfang an zu wiederholen, wobei auch die bereits erledigten Abschnitte oder Teile als nicht bestanden gelten. Gegen den Beschluß ist binnen zwei Wochen Beschwerde bei der Zentralbehörde (§ 20 Abs. 2) zulässig.

Wird die Prüfung in einem Zeitraume von drei Jahren nach ihrem Beginne nicht vollständig beendet, so gilt sie in allen Abschnitten als nicht bestanden. Ausnahmen hiervon können nur aus besonderen Gründen gestattet werden (§ 65).

§ 57.

Die Prüfung darf nur bei der Kommission fortgesetzt oder wiederholt werden, bei welcher sie begonnen ist. Ausnahmen können nur aus besonderen Gründen gestattet werden (§ 65). Mit dem Dispensationsgesuch ist zugleich eine Erklärung der bisherigen Prüfungskommission wegen etwaiger dem Wechsel der Kommission entgegenstehender Bedenken vorzulegen.

Die mit dem Zulassungsgesuch eingereichten Zeugnisse (§§ 22, 23, 25, § 26 Ziffer 2) sind dem Kandidaten erst bei Aushändigung der im § 55 Abs. 2 bezeichneten Bescheinigung zurückzugeben. Verlangt er sie früher zurück, so sind sämtliche Zentralbehörden (§ 1) durch Vermittlung des Reichskanzlers[1]) zu benachrichtigen, daß der Kandidat die Prüfung begonnen, aber nicht beendigt hat, und daß ihm auf seinen Antrag die Zeugnisse zurückgegeben worden sind. In die Urschrift des Universitäts-Abgangszeugnisses ist ein Vermerk über den Ausfall der bisherigen Prüfung einzutragen.

§ 58.

Die Gebühren für die gesamte Prüfung betragen 230 ℳ.
Davon sind zu berechnen:

für den Prüfungsabschnitt I			16 ℳ
und zwar für Teil 1	10	ℳ	
" " 2	6	"	
für den Prüfungsabschnitt II			55 "
und zwar für Teil 1	25	ℳ	
" " 2	10	"	
" " 3	10	"	
" " 4	10	"	
für den Prüfungsabschnitt III			65 "
und zwar für Teil 1	25	ℳ	
" " 2	10	"	
" " 3	10	"	
" " 4	10	"	
" " 5	10	"	
für den Prüfungsabschnitt IV			24 "
und zwar für Teil 1	12	ℳ	
" " 2	12	"	
für den Prüfungsabschnitt V			12 "
" " " VI			12 "
" " " VII			12 "
für sächliche und Verwaltungskosten			34 "

zusammen 230 ℳ.

Bei Wiederholungen kommen für den betreffenden Abschnitt oder Teil eines Abschnitts außer den anzusetzenden Gebühren jedesmal 4 ℳ für sächliche und Verwaltungskosten zur nochmaligen Erhebung.

Wer von der Prüfung zurücktritt oder zurückgestellt wird, erhält vorbehaltlich der Bestimmung im § 56 Abs. 2 die Gebühren für die noch nicht begonnenen Prüfungsabschnitte ganz, die Gebühren für sächliche und Verwaltungskosten nach Verhältnis zurück.

Die Entschädigung für den Vorsitzenden und dessen Stellvertreter werden nach Maßgabe ihrer Mühewaltung von der Zentralbehörde (§ 20 Abs. 2) am Ende jedes

[1]) Vgl. S. 16 Fußnote 8.

Prüfungsjahres festgesetzt und aus dem Betrage für sächliche und Verwaltungskosten bestritten.

Über die Verwendung der bei diesem Betrag erwachsenden Ersparnisse sowie
der verfallenen Gebühren (§ 56 Abs. 2 und 4) entscheidet die Zentralbehörde (§ 20
Abs. 2).

III. Praktisches Jahr.

§ 59.

Nach vollständig bestandener ärztlicher Prüfung und in der Regel im unmittel-
baren Anschluß an diese hat der Kandidat sich ein Jahr lang an einer Universitätsklinik, Universitätspoliklinik oder an einem dazu besonders ermächtigten Krankenhaus innerhalb des Deutschen Reichs unter Aufsicht und Anleitung des Direktors
oder ärztlichen Leiters als Praktikant zu beschäftigen und von dieser Zeit mindestens
ein drittel Jahr vorzugsweise der Behandlung von inneren Krankheiten zu widmen.

Die Ermächtigung erfolgt durch den Reichskanzler [1]) in Übereinstimmung
mit der Zentralbehörde (§ 1) desjenigen Bundesstaats, in dessen Gebiete das Krankenhaus belegen ist, im Reichslande mit dem Ministerium für Elsaß-Lothringen [2]). Ein
Verzeichnis der ermächtigten Krankenhäuser wird alljährlich vom Reichskanzler [3])
veröffentlicht.

Die Wahl der Anstalt steht dem Kandidaten frei. Ein mehr als zweimaliger
Wechsel ist jedoch nur mit Genehmigung der für die Approbation zuständigen Zentralbehörde (§ 63 Abs. 2) zulässig.

§ 60.

Während des Praktischen Jahres, welches in der Regel ohne Unterbrechung
zu erledigen ist, hat der Kandidat seine praktischen Kenntnisse und Fähigkeiten zu
vertiefen und fortzubilden sowie auch ausreichendes Verständnis für die Aufgaben
und Pflichten des ärztlichen Berufs zu zeigen. Nach Ableistung erhält er darüber
ein Zeugnis nach dem beigefügten Muster 5 [4]). In demselben ist die Art der Beschäftigung des Praktikanten eingehend zu würdigen. Scheidet der Kandidat vor
Beendigung des Praktischen Jahres aus der Anstalt aus, so ist ihm über seine bisherige Beschäftigung in entsprechender Weise ein Abgangszeugnis zu erteilen. In
beiden Fällen sind die Zeugnisse von dem Direktor der Klinik oder Poliklinik, bei
Krankenhäusern von dem ärztlichen Leiter der Anstalt zu unterzeichnen.

Gegen die Versagung des Zeugnisses im einen wie im anderen Falle ist binnen
zwei Wochen Beschwerde an die der Klinik oder Poliklinik vorgesetzte, bei Krankenhäusern an die im § 59 Abs. 2 bezeichnete Zentralbehörde zulässig.

Gewinnt die zur Erteilung der Approbation zuständige Zentralbehörde (§ 63
Abs. 2) nach Ablauf des Praktischen Jahres nicht die Überzeugung, daß der Kandidat
durch seine Beschäftigung während des Praktischen Jahres den nach Abs. 1 zu stellenden
Anforderungen entsprochen hat, so ist die Beschäftigung von dem Kandidaten vor
Erteilung der Approbation während eines von ihr zu bestimmenden Zeitraums
fortzusetzen.

§ 61.

Für die aus der Kaiser Wilhelms-Akademie für das militärärztliche Bildungswesen hervorgehenden Unterärzte, welche vor Ablegung der ärztlichen Prüfung
in das Charité-Krankenhaus zu Berlin kommandiert werden, wird diese Zeit auf
das Praktische Jahr angerechnet.

Die Zeit, während deren der Kandidat nach vollständig bestandener ärztlicher
Prüfung an einem medizinischen nichtklinischen Universitätsinstitut innerhalb des
Deutschen Reichs mit Erfolg Assistenz geleistet hat, ist nach dem Ermessen der Zentralbehörde (§ 63 Abs. 2) ganz oder teilweise auf das Praktische Jahr anzurechnen. Universitätsinstituten dieser Art stehen selbständige medizinisch-wissenschaftliche Institute
gleich, sofern sie unter entsprechender Anwendung des § 59 Abs. 2 ermächtigt worden
sind.

Die an Anstalten der in §§ 59 und 61 bezeichneten Art außerhalb des Deutschen
Reichs ausgeübte Tätigkeit kann nur ausnahmsweise als ausreichend erachtet werden
(§ 65).

---

[1]) Vgl. S. 16, Fußnote 8.
[2]) Vgl. S. 1, Fußnote 4.
[3]) Vgl. S. 16. Fußnote 8.
[4]) Vgl. S. 44.

§ 62.

Soweit die Zahl der nach vorstehenden Bestimmungen ermächtigten Anstalten innerhalb des Reichsgebiets zur Aufnahme der Kandidaten nicht ausreicht, kann die Ableistung des Praktischen Jahres bei einem geeigneten und vielseitig beschäftigten praktischen Arzte gestattet werden [1]. Die Entscheidung erfolgt auf Antrag des Kandidaten durch den Reichskanzler [2] in Übereinstimmung mit der Zentralbehörde (§ 1) desjenigen Bundesstaats, in dessen Gebiete der betreffende Arzt seinen Wohnsitz hat, im Reichslande mit dem Ministerium für Elsaß-Lothringen [3]. Von der Entscheidung ist der zur Erteilung der Approbation zuständigen Zentralbehörde (§ 63 Abs. 2) Mitteilung zu machen.

Die Bestimmungen der §§ 59 und 60 finden in diesem Falle entsprechende Anwendung.

C. Erteilung der Approbation.

§ 63.

Nach Ablauf des Praktischen Jahres hat der Kandidat unter Vorlage des Zeugnisses über die Ableistung desselben und etwaiger nach § 60 Abs. 1 erteilter Abgangszeugnisse [4], sowie unter Beifügung eines selbstgeschriebenen Berichts über seine Beschäftigung während des Praktischen Jahres und eines auf die Zeit seit Ablegung der ärztlichen Prüfung bezüglichen polizeilichen Führungszeugnisses bei der zuständigen Zentralbehörde die Erteilung der Approbation als Arzt zu beantragen. Auch hat er nachzuweisen, daß er mindestens zwei öffentlichen Impfungs- und ebenso vielen Wiederimpfungsterminen beigewohnt hat [5]. Ausnahmen dürfen nur aus besonderen Gründen gestattet werden (§ 65).

Zuständig für die Erteilung der Approbation ist die Zentralbehörde (§ 20 Abs. 2), in deren Bezirke der Kandidat die ärztliche Prüfung bestanden hat.

Die Approbation wird nach dem beigefügten Muster 6 [6] ausgestellt.

§ 64.

Dem Reichskanzler [7] werden von der Zentralbehörde (§ 63 Abs. 2) Verzeichnisse der in dem abgelaufenen Prüfungsjahr Approbierten mit den auf die ärztliche Prüfung und das Praktische Jahr bezüglichen Akten eingereicht. Die letzteren werden der Zentralbehörde zurückgesendet.

D. Dispensationen.

§ 65.

Über Zulassung der in § 3 Abs. 1, § 6 Abs. 2, § 6 Abs. 3, § 7 Abs. 3, § 8 Abs. 2, § 12 Abs. 6, § 14 Abs. 6, § 16 Satz 2, § 22 Abs. 3, § 23 Abs. 2, § 24 Abs. 3, Satz 2, § 25 Abs. 5, § 54 Abs. 4, Satz 2, § 56 Abs. 4, § 57 Abs. 1, § 61 Abs. 3 und § 63 Abs. 1 Satz 2 vorgesehenen Ausnahmen entscheidet der Reichskanzler [8] in Übereinstimmung mit der zuständigen Zentralbehörde (§ 1, § 3 Abs. 2, § 20 Abs. 2, § 63 Abs. 2).

---

[1] Von dieser Vorschrift wird nicht Gebrauch gemacht.

[2] Vgl. S. 16, Fußnote 8.

[3] Vgl. S. 1, Fußnote 4.

[4] Die der Zentralbehörde vorgelegten Zeugnisse über die Ableistung des Praktischen Jahres werden von dieser nicht zurückgegeben, auch Abschriften im allgemeinen nicht erteilt, die Kandidaten vielmehr in der Regel an die Leiter derjenigen Anstalten verwiesen, an denen das Praktische Jahr abgeleistet worden ist. Dem Kandidaten wird daher empfohlen, vor Einreichung der Urschrift eine beglaubigte Abschrift des Praktikantenscheines für den künftigen Gebrauch zurückzubehalten (K.M. 9. 1. 09 — M 20 193 II).

[5] Die im § 63 Abs. 1 vorgeschriebene Beteiligung an mindestens zwei öffentlichen Impfungs- und ebenso vielen Wiederimpfungsterminen hat n a ch vollständig bestandener ärztlicher Prüfung zu erfolgen und ist auch dann nachzuweisen, wenn dem Kandidaten ein Teil des Praktischen Jahres erlassen wird. Dieser Vorschrift wird also nicht Genüge geleistet, wenn nachgewiesen werden kann, daß der Kandidat während der Studienzeit an einer entsprechenden Zahl von Impfungsterminen teilgenommen hat (K.M. 30. 1. 06 — M 16 241 U I). Die Ausstellung von Zeugnissen über die Teilnahme an den vorgeschriebenen Impfterminen kann durch jeden Arzt erfolgen, der öffentliche Impfungen vornimmt (K.M. 11. 6. 06 — M 18 034).

[6] Vgl. S. 64.

[7] Vgl. S. 16, Fußnote 8.

[8] Die Befugnisse sind vom Reichskanzler (Reichsamt des Innern) der sie gemäß Verordnung vom 24. 12. 1879 (RGB. S. 321) ausgeübt hat, auf Grund des Reichsgesetzes vom 4. 3. 1919 (RGB. S. 285) auf den Reichsminister des Innern übergegangen. — Vgl. auch S. 6 Fußnote 3.

E. Schluß- und Übergangsbestimmungen.

§ 66.

Vorstehende Bestimmungen treten am 1. Oktober 1901 in Kraft.

§ 67.

Diejenigen Studierenden, welche vor dem 1. Oktober 1901 das medizinische Studium begonnen haben und sich spätestens am 1. Oktober 1903 zur Ablegung der ärztlichen Vorprüfung melden, dürfen diese (einschließlich etwaiger Wiederholungsprüfungen) auf ihren Antrag unbeschadet der Bestimmung des § 69 nach den bisherigen Vorschriften ablegen.

§ 68.

Diejenigen Kandidaten, welche die ärztliche Vorprüfung nach den bisherigen Vorschriften vollständig bestanden haben oder gemäß § 67 weiterhin bestehen, haben nach diesen auch die ärztliche Prüfung abzulegen. Kandidaten, welche sich nicht spätestens bis zum 1. Oktober 1908 zur ärztlichen Prüfung melden, haben sich der Prüfung unter Wiederholung der ärztlichen Vorprüfung nach den vorstehenden Bestimmungen zu unterziehen. Das gleiche gilt von solchen nach den bisherigen Vorschriften zugelassenen Kandidaten, welche die ärztliche Prüfung nicht spätestens bis zum 1. Oktober 1912 vollständig bestanden haben.

§ 69.

Die Bestimmungen des § 2 Abs. 3, § 14 Abs. 6, § 16, § 54 Abs. 4 und des § 56 Abs. 4 gelten für alle seit dem 1. Oktober 1901 begonnenen Prüfungen.

§ 70.

Die Vorschriften wegen des Praktischen Jahres finden auf alle Kandidaten Anwendung, welche die ärztliche Prüfung nicht vor dem 1. Oktober 1903 vollständig bestanden haben.

Kandidaten, welche die ärztliche Prüfung erst nach diesem Zeitpunkte nach den bisherigen Vorschriften bestehen, können nur in Berücksichtigung zwingender persönlicher Verhältnisse, jedoch nicht über den 1. Oktober 1908 hinaus, von der Ableistung des Praktischen Jahres ganz oder teilweise entbunden werden. Die Entscheidung hierüber erfolgt durch den Reichskanzler[1]) in Übereinstimmung mit der nach § 63 Abs. 2 zuständigen Zentralbehörde.

Für Änderungen der Prüfungsordnung ist der Reichsrat[2]) zuständig.

II. Zulassung zum Studium und Studienplan für Studierende der Medizin.

Auszug aus den Vorschriften für die Studierenden der Landesuniversitäten vom 1. Oktober 1914.

§ 2.

Zum Nachweise der wissenschaftlichen Vorbildung für das akademische Studium haben Angehörige des Deutschen Reiches dasjenige Reifezeugnis einer deutschen neunstufigen höheren Lehranstalt beizubringen, welches für die Zulassung zu den ihrem Studienfach entsprechenden Berufsprüfungen in ihrem Heimatstaate vorgeschrieben ist; auf Grund ausländischer Reife-

---

[1]) Vgl. S. 16, Fußnote 8.
[2]) Reichsrat gemäß Art. 60 der Verfassung des Deutschen Reichs vom 11. 8. 19 (R.G.Bl. S. 1383), vorher Staatenausschuß gemäß Reichsgesetz vom 4. 3. 19 (R.G.Bl. S. 285) und vor dem Bundesrat gemäß Art. 6 der Reichsverfassung vom 16. 4. 71 (R.G.Bl. S. 628).

zeugnisse dürfen Reichsangehörige nur dann immatrikuliert werden, wenn daraufhin ihre Zulassung zu den ihrem Studienfach entsprechenden Berufsprüfungen in ihrem Heimatstaate gesichert erscheint.

Die Fakultät, bei welcher der Studierende einzutragen ist, bestimmt sich durch das von ihm gewählte Studienfach.

§ 3.

Mit besonderer Erlaubnis der Immatrikulationskommission können Angehörige des Deutschen Reiches, welche ein nach § 2 Abs. 1 genügendes Reifezeugnis nicht erworben, jedoch wenigstens dasjenige Maß der Schulbildung erreicht haben, welches für die Erlangung der Berechtigung zum Einjährig-Freiwilligen-Dienst vorgeschrieben ist, auf vier Semester immatrikuliert und bei der Philosophischen Fakultät eingetragen werden.

Die Immatrikulationskommission ist ermächtigt, nach Ablauf dieser vier Semester die Verlängerung des Studiums um zwei Semester aus besonderen Gründen zu gestatten. Eine weitere Verlängerung ist nur mit Genehmigung des Kurators zulässig.

§ 4.

Ausländer können, soweit darüber nicht besondere Bestimmungen erlassen sind, immatrikuliert werden, wenn sie sich über den Besitz einer Schulbildung ausweisen, welche der in § 2 bezeichneten im wesentlichen gleichwertig ist.

§ 5.

Als Studierende dürfen nicht aufgenommen werden:
1. Reichs-, Staats-, Gemeinde- oder Kirchenbeamte,
2. Angehörige einer anderen preußischen öffentlichen Bildungsanstalt, sofern nicht besondere Bestimmungen eine Ausnahme begründen,
3. Personen, welche dem Gewerbestande angehören.

§ 6.

Die Meldung zur Aufnahme soll innerhalb der ersten drei Wochen nach dem vorgeschriebenen Anfang des Semesters erfolgen.

Spätere Meldungen dürfen nur, wenn die Verzögerung durch besonders nachzuweisende Gründe gerechtfertigt wird, ausnahmsweise mit Genehmigung des Kurators zugelassen werden.

§ 9.

Will ein Student von einer Fakultät zur anderen übergehen, so hat er dies zunächst dem Dekan seiner bisherigen Fakultät zu melden und sodann unter Vorlegung der Bescheinigung des letzteren den Dekan der neu erwählten Fakultät um die Einschreibung bei ihr zu ersuchen.

Ein solcher Übertritt von einer Fakultät zur anderen ist nur am Anfang und am Schluß eines Semesters zulässig.

Von dem vollzogenen Übertritt hat der Studierende sofort dem Universitätssekretariat Anzeige zu machen.

§ 11.

Abgangszeugnisse dürfen den Studierenden erst in der letzten Woche vor dem gesetzlichen Schluß des Semesters ausgehändigt werden, sofern nicht dem

Rektor besonders nachzuweisende Gründe den früheren Abgang des Studierenden ausnahmsweise rechtfertigen.

§ 12.

Die Annahme von Vorlesungen soll innerhalb der ersten vier (in Berlin sechs) Wochen nach dem vorgeschriebenen Anfang des Semesters erfolgen.

Für spätere Annahme ist die nur auf nachgewiesene ausreichende Entschuldigungsgründe zu erteilende Erlaubnis des Rektors erforderlich. Diese Erlaubnis ist in das Anmeldebuch einzutragen.

§ 13.

Wer nicht innerhalb der vorgeschriebenen Frist (§ 12) mindestens eine Privatvorlesung gehörig angenommen hat, kann entweder aus dem Verzeichnis der Studierenden gestrichen oder im Wege des Disziplinarverfahrens wegen Unfleißes mit Nichtanrechnung des laufenden Halbjahres auf die vorgeschriebene Studienzeit und im Wiederholungsfalle mit Entfernung von der Universität bestraft werden.

§ 14.

Binnen der in § 12 vorgeschriebenen Frist haben sich ferner die Studierenden bei den betreffenden akademischen Lehrern persönlich zu melden und sie um Eintragung ihres Namens und des Datums der Meldung in die dazu bestimmte Spalte des Anmeldebuches zu ersuchen. Wer durch besondere Gründe an der rechtzeitigen Meldung verhindert worden ist, hat diese dem Rektor nachzuweisen, welcher, wenn er die Verspätung entschuldigt findet, darüber einen Vermerk in das Anmeldebuch einträgt.

Fehlt die Eintragung des Lehrers oder fehlt bei einer verspätet erfolgten Eintragung der Vermerk des Rektors, so wird die Vorlesung in das Abgangszeugnis nicht aufgenommen.

§ 15.

Soweit es sich um Übungsvorlesungen handelt, haben die Studierenden außerdem die Pflicht, sich bei den Lehrern innerhalb der letzten 14 Tage vor dem vorgeschriebenen Schlusse des Semesters abermals persönlich zu melden und sie um Eintragung ihres Namens und des Datums in die für die Abmeldung bestimmte Spalte des Anmeldebuchs zu ersuchen.

Zu einem früheren Termin darf diese Abmeldung nur erfolgen, wenn in das Anmeldebuch die besondere Erlaubnis des Rektors eingetragen ist oder die Bescheinigung über die erfolgte Meldung zum Abgange von der Universität und über die Zahlung der Abgangszeugnisgebühren vorgelegt wird.

Wenn die Abmeldung einer Übungsvorlesung wegen Abwesenheit, Krankheit oder Tod eines Lehrers nicht rechtzeitig vorgenommen werden kann, so ist sie innerhalb der oben bezeichneten Frist bei dem Dekan der betreffenden Fakultät zu bewirken.

Ist der Studierende ohne sein Verschulden an der Innehaltung der Abmeldungsfrist verhindert worden, so hat er dies dem Rektor nachzuweisen und ihn um Eintragung eines die nachträgliche Abmeldung gestattenden Vermerks in das Anmeldebuch zu ersuchen.

2*

Ist die Abmeldung unterblieben oder nach Maßgabe der vorstehenden Vorschriften zu früh oder zu spät erfolgt, so wird über die Übungsvorlesung kein Vermerk in das Abgangszeugnis aufgenommen.

Zulassung der Frauen zum Universitätsstudium.

1. Als Studierende der Landesuniversitäten werden vom Wintersemester 1908/09 ab auch Frauen zugelassen.

2. Die Vorschriften für die Studierenden der Landesuniversitäten vom 1. Oktober 1914 finden auf Frauen mit der Maßgabe Anwendung, daß Reichsinländerinnen im Falle des § 3 Abs. 1 und Ausländerinnen in allen Fällen zur Immatrikulation der Genehmigung des Ministers bedürfen.

3. Aus besonderen Gründen können mit Genehmigung des Ministers Frauen von der Teilnahme an einzelnen Vorlesungen ausgeschlossen werden.

4. Es versteht sich von selbst, daß durch die Immatrikulation die Frauen ebensowenig wie die Männer einen Anspruch auf Zulassung zu einer staatlichen oder kirchlichen Prüfung, zur Doktorpromotion oder Habilitation erwerben. Für diese Zulassung sind vielmehr die einschlägigen Prüfungs-, Promotions- und Habilitationsordnungen allein maßgebend.

(K.M. 18. August 1908. — U I 2064.)

Frauen, die das Reifezeugnis eines Oberlyzeums besitzen, können zum Studium der Medizin und der Zahnheilkunde nur zugelassen werden, wenn sie nach Ablauf eines Jahres nach Bestehen der Reifeprüfung des Oberlyzeums eine Nachprüfung ablegen, und zwar

a) für die Oberrealschulreife in Mathematik, Physik und Chemie,
b) für die Realgymnasialreife in Latein und Mathematik,
c) für die Gymnasialreife in Latein und Griechisch.

Ein anderer Vorbildungsnachweis kann außer dem Reifezeugnis einer neunstufigen höheren Lehranstalt oder einer Studienanstalt für die Immatrikulation von Frauen bei der medizinischen Fakultät nicht als genügend angesehen werden. (M.B. 19. 1. 21 — I M V 9056, K.M. U I 3548.)

Lateinnachweis der Oberrealschüler.

Ein Zeugnis über die erfolgreiche Teilnahme an einem zweisemestrigen Lateinkursus einer Universität wird nur Kriegsteilnehmern als ausreichender Nachweis im Sinne des § 6 Abs. 3 der Prüfungsordnungen für Ärzte und für Zahnärzte angesehen.

Diese Vergünstigung wird Kriegsteilnehmern auch für die ärztliche und zahnärztliche Prüfung anerkannt.

In allen anderen Fällen, auch wenn es sich um ehemalige Hilfsdienstpflichtige handelt, wird ein dem § 6 Abs. 3 und 4 der Prüfungsordnungen für Ärzte und für Zahnärzte entsprechender Nachweis bei der ärztlichen und zahnärztlichen Vorprüfung gefordert.

Soweit Nichtkriegsteilnehmer diese Vorprüfung bereits bestanden und hierzu nur einen zweisemestrigen Lateinkursus einer Universität nachgewiesen haben, haben sie den nach den Prüfungsordnungen erforderlichen Lateinnachweis bei der Meldung zur ärztlichen oder zahnärztlichen Prüfung beizubringen. (M.B. 10. 6. 21 — I M V Gen. 201.)

An der Universität Münster i. W. findet nur vorklinischer ärztlicher und zahnärztlicher, an der Universität Köln a. Rh. und an der Akademie für praktische Medizin in Düsseldorf nur klinischer ärztlicher Unterricht statt. An diesen Hochschulen werden auch nur dementsprechende Prüfungen abgehalten. *Beschränkter medizin. u. zahnärztl. Unterricht.*

Studienplan für Mediziner.

Beginn Ostern	Beginn Michaelis
I. Semester (Sommer)	**I. Semester (Winter)**
Physik I. Osteologie und Syndesmologie. Allgemeine Anatomie. Botanik.	Anorganische Chemie. Physik I. Menschliche Anatomie. Präparierübungen I. Osteologie und Syndesmologie. Zoologie. Botanik.
II. Semester (Winter)	**II. Semester (Sommer)**
Anorganische Chemie. Physik II. Menschliche Anatomie. Präparierübungen I. Botanik. Zoologie. Neurologie oder Angiologie.	Organische Chemie. Physik II. Allgemeine Anatomie. Botanik.
Außerdem während des I. und II. Semesters:	
Mathematische Vorlesungen. Meteorologie. Anthropologie. Mineralogie und Geologie.	Physikalische Geographie. Logik. Psychologie. Spezielle Botanik. Zellenlehre.
III. Semester (Sommer)	**III. Semester (Winter)**
Mikroskopische Übungen. Physiologie I. Organische Chemie. Chemische Übungen.	Präparierübungen II. Entwickelungsgeschichte und vergleichende Anatomie. Physiologie I. Chemische Übungen. Mikroskopische Übungen.
IV. Semester (Winter)	**IV. Semester (Sommer)**
Präparierübungen II. Physiologie II. Entwickelungsgeschichte und vergleichende Anatomie. Physiologische Chemie. Chemische Übungen. Mikroskopisch-anatomische Übungen.	Physiologie II. Mikroskopisch-anatomische Übungen. Chemische Übungen.

Beginn Ostern	Beginn Michaelis
V. Semester (Sommer)	**V. Semester** (Winter)
Embryologische Übungen. Physiologische Übungen. Mikroskopisch-anatomische oder chemische Übungen. Physiologische Übungen.	Entwickelungsgeschichte und vergleichende Anatomie. Embryologische Übungen. Physiologische Chemie. Physiologische Übungen.

Außerdem während des III., IV. und V. Semesters:

Physiologische, zootomische, botanische Übungen. Spezial-Vorlesungen aus dem Gebiete der Anatomie und Physiologie. Besondere chemische Übungen und histologische Kurse für Geübtere.

VI. Semester (Winter)	**VI. Semester** (Sommer)
Allg. pathologische Grundbegriffe. Pathol. Physiologie. Spezielle Pathologie und Therapie. Akiurgie. Knochenbrüche und Verrenkungen. Arzneimittellehre und Balneologie. Auskultation und Perkussion. Hygiene (erster Teil).	Allg. pathologische Grundbegriffe. Pathol. Physiologie. Spezielle Pathologie und Therapie. Allgemeine Chirurgie. Knochenbrüche und Verrenkungen. Arzneimittellehre und Balneologie. Auskultation und Perkussion. Topograph. Anatomie.
VII. Semester (Sommer)	**VII. Semester** (Winter)
Pathol. Anatomie oder allgemeine Pathologie, pathol. Physiologie, pathol.-physiol. Praktikum. Spezielle Pathologie und Therapie. Geburtshilfe. Allgemeine Chirurgie. Med. u. chir. Klinik als Auskultant. Topograph. Anat. (od. i. IX. Sem.). Hygiene (zweiter Teil). Augenspiegelkurs.	Pathol. Anatomie oder allgemeine Pathologie, pathol. Physiologie, pathol.-physiol. Praktikum. Spezielle Pathologie und Therapie. Akiurgie. Geburtshilfe. Med. u. chir. Klinik als Auskultant. Hygiene (erster Teil). Augenspiegelkurs.

Außerdem während des VI. und VII. Semesters:

Topograph.-anatom. Präparier-Übungen. Physiologische und patholog. Chemie; Toxikologie. Pharmakolog. und toxikolog. Übungen. Theoretische Vorlesungen aus speziellen Gebieten der inneren Medizin, Chirurgie und Geburtshilfe und Frauenkrankheiten.	Arzneiverordnungslehre mit Rezeptierübungen. Vorlesungen über Syphilis, Haut- und Nervenkrankheiten.

VIII., IX. und X. Semester

1. Vorlesungen: Spezielle Chirurgie — Gynäkologie. Geschichte der Medizin. Ophthalmologie. Gerichtliche Medizin. Hygiene (zweiter Teil). Allg. Pathologie u. path. Physiologie.
2. Besuch der medizinischen, chirurgischen, geburtshilflich-gynäkologischen, ophthalmologischen, psychiatrischen und Nerven-Klinik und Poliklinik, der Kliniken für Hals -und Nasenkrankheiten, für Hautkrankheiten und Syphilis, für Ohren- und Nasenkrankheiten.
3. Patholog.anatom. (Demonstrations-, Sektions-, diagnostische, histolog.) Kurse bzw. Übungen. Patholog.-bakteriolog. Kursus. Hygienisch-bakteriol. Kursus.
4. Geburtshilflicher, chirurgischer, ophthalmologischer Operations-Kursus. Impf-Kursus. Untersuchungskurs für obere Luft- und Speisewege. Verbandlehre. Otoskopischer Kursus (muß dem Besuch der Ohren- und Nasenklinik vorausgehen). Topographische Anatomie.
   Außerdem: Klinische diagnostische Kurse. Elektrotherapie. Zahnheilkunde. Topographisch-anatomische Präparier-Übungen.

III. Ärztliche Vorprüfung.

Nach Zurücklegung eines medizinischen Studiums von fünf Semestern[1] ist die Ablegung der ärztlichen Vorprüfung gestattet. Die Zulassung erfolgt durch den Vorsitzenden der Kommission für die ärztliche Vorprüfung. Zu diesem Zweck ist ein zur Vollimmatrikulation an einer deutschen Universität berechtigendes Reifezeugnis (§ 6), der Nachweis eines fünfsemestrigen medizinischen Studiums an deutschen Universitäten (§ 7) und Belege über die Teilnahme an den in § 8 bestimmten Übungen beizubringen. Im übrigen gelten für die ärztliche Vorprüfung die Vorschriften der §§ 3—19 der Prüfungsordnung für Ärzte. *(Voraussetzung für die Zulassung.)*

Ausnahmen sind für die Vorprüfung zulässig in den Fällen des § 3 Abf. 1, § 6 Abf. 2, § 6 Abf. 4, § 7 Abf. 3, § 8, § 12 Abf. 6, § 14 Abf. 6 und § 16. Hierzu bedarf es eines Antrages an die zuständige Landeszentralbehörde (vgl. S. 1, Fußnoten 2—4) und der Zustimmung des Reichsministeriums des Innern. *(Ausnahmen.)*

Zur Prüfung von Gesuchen um Bewilligung von Ausnahmen von den Prüfungsordnungen sind jedesmal zu beschaffen:

1. Reifezeugnis und bei Kriegs-, Not- oder vorzeitigen Reifezeugnissen das Abgangszeugnis oder eine Bescheinigung der zuletzt regelrecht besuchten Lehranstalt darüber, wann das regelrechte Reifezeugnis im Frieden frühestens hätte erworben werden können,
2. sämtliche Studiennachweise (Universitätsabgangszeugnisse, Anmeldebuch und Praktikantenscheine),
3. Ausweise über Beginn, Verlauf und Beendigung des Kriegsdienstes, vaterländischen Hilfsdienstes usw. und
4. Angabe über die Staatsangehörigkeit.

Die ministeriellen Bewilligungen von Ausnahmen für die Zulassung zur Vorprüfung ergehen in Preußen an die Vorsitzenden der Kommissionen für diese Prüfung und werden von diesen den Studierenden mitgeteilt.

Ob und inwieweit ein dem medizinischen verwandtes Universitätsstudium oder gleichwertiges Hochschulstudium (§ 7 Abf. 3 Ziff. 1) teilweise oder ganz auf die für die Zulassung zur ärztlichen Vorprüfung nachzuweisende Studienzeit angerechnet werden kann, wird sich nach Lage des einzelnen Falles richten. Voraussetzung ist immer, daß dem medizinischen Universitätsstudium verwandte Vorlesungen gehört worden sind. *(Anrechnung anderweiter Studien.)*

Das Studium der Tierheilkunde kann bis zu zwei Semestern auf die für die Zulassung zur ärztlichen Vorprüfung vorgeschriebene Studienzeit angerechnet werden (R.J. 20. 11. 19. II. 11 014).

Wenn ein Studierender der Zahnheilkunde sein Studium aufgibt und sich dem medizinischen Studium widmet, kann die Anrechnung des zahnärztlichen Studiums auf die für die Zulassung zur ärztlichen Vorprüfung nachzuweisende Studienzeit nur im Wege des Dispenses gemäß § 7 Abf. 3 Ziff. 1 der Prüfungsordnung für Ärzte erfolgen; es macht dabei keinen Unterschied, ob die Studierenden der Zahnheilkunde bei der Medizinischen oder Philosophischen Fakultät eingetragen werden (K.M. 24. 4. 11. — U I 642 —).

---

[1] Vgl. S. 6, Fußnote 5.

1. Über die Anrechnung eines von reichsdeutschen Studierenden bei der Medizinischen Fakultät einer deutschen Universität ordnungsmäßig zurückgelegten

    a) medizinischen Studiums auf die für die Zulassung zur zahnärztlichen Vorprüfung nachzuweisende Studienzeit,

    b) zahnärztlichen Studiums auf die für die Zulassung zur ärztlichen Vorprüfung nachzuweisende Studienzeit

    bis zu e i n e m Semester,

2. über die Anerkennung der während dieses Studiums erworbenen, nach § 8 der Prüfungsordnungen für Ärzte und für Zahnärzte erforderlichen Nachweise

entscheiden in Preußen die Vorsitzenden der Kommissionen für die ärztliche und die zahnärztliche Vorprüfung selbständig (M. B. 23. 7. 20. I M V 5336).

Die weitergehenden Ausnahmen nach dieser Richtung bedürfen der ministeriellen Genehmigung.

Anrechnung anderweiter Prüfungen. Auf die ärztliche Vorprüfung werden gemäß § 12 Abf. 6 der Prüfungsordnung anderweite Prüfungen an deutschen Universitäten oder Hochschulen in naturwissenschaftlichen Fächern mit ministerieller Genehmigung angerechnet.

Bei Ablegung der ärztlichen Vorprüfung kann ein Studierender der die zahnärztliche Vorprüfung bestanden hat, von der Prüfung in Physik und Chemie befreit werden, wenn er nachweist, daß die Ausbildung der Studierenden der Medizin und der Zahnheilkunde, ferner die an letztere bei beiden Vorprüfungen gestellten Anforderungen in diesen Fächern die gleichen sind.

Frist für Wiederholungsprüfungen. Über die Handhabung der Bestimmungen des § 14 Abf. 4 der Prüfungsordnung für Ärzte, betreffend die Festsetzung der Fristen für die Wiederholung nicht bestandener Prüfungsfächer der ärztlichen Vorprüfung gilt folgendes:

Die im ersten Satze der erwähnten Bestimmung vorgesehene, je nach den Umständen zu bemessende Frist von zwei Monaten bis zu einem Jahre stellt die Mindesfrist dar, nach deren Ablauf der Studierende die ärztliche Vorprüfung, soweit sie nicht bestanden ist, f r ü h e s t e n s wiederholen d a r f. Bei der gemäß des Schlußsatzes des Abf. 4 § 14 gleichzeitig erfolgenden Festsetzung des Zeitpunktes, bis zu welchem s p ä t e s t e n s die Meldung zur Wiederholungsprüfung erfolgen m u ß, wird demnach unter Umständen ein über ein Jahr hinausreichender Termin zu wählen sein. Es ist jedoch geboten, hierbei und bei der Handhabung der Bestimmungen des § 14 Abf. 4 überhaupt mit Vorsicht zu verfahren, damit dem Studierenden die Möglichkeit einer zweiten Wiederholung innerhalb des für die Erledigung der gesamten Vorprüfung in § 14 Abf. 6 a. a. O. vorgeschriebenen Zeitraumes von zwei Jahren gewahrt bleibt. Es ist dabei zu berücksichtigen, daß nicht die Meldung zur Wiederholung, sondern allein das Bestehen der Wiederholungsprüfung für die Berechnung der zweijährigen Gesamtfrist in Betracht kommt, und ferner, daß einer etwa erforderlich werdenden zweiten Wiederholung eine mindstens zweimonatliche, innerhalb der zweijährigen Frist liegende Zurückstellung vorangehen muß (K. M. 9. 7. 07 — U I 1101 M).

Nach § 15 der Prüfungsordnung für Ärzte muß ein Studierender, welcher sich der ärztlichen Vorprüfung in allen Teilen unterzogen, in einzelnen Prüfungsfächern aber nicht bestanden hat, die Wiederholungsprüfung, wenn er das Studium an einer anderen Universität fortsetzt, vor der Kommission dieser Universität ablegen.

Es ist nun die Frage zur Erörterung gelangt, ob ein Wechsel der Prüfungskommission außer bei diesen Wiederholungsprüfungen auch dann statthaft sei, wenn der Studierende nach teilweiser Ablegung der Prüfung von deren Fortsetzung zurückgetreten ist.

Diese Frage ist, in Übereinstimmung mit dem Herrn Reichskanzler zu verneinen. Die Vorprüfung muß vielmehr, sofern es sich nicht um eine Wiederholungsprüfung handelt, in allen Prüfungsfächern vor der Kommission abgelegt werden, bei welcher sie begonnen ist. Demgemäß ist jeder Studierende, welcher von der Prüfung zurücktritt, um sie in einzelnen Prüfungsfächern später fortzusetzen, auf diese Vorschrift ausdrücklich aufmerksam zu machen.

Ferner wird in Übereinstimmung mit dem Herrn Reichskanzler angeordnet, daß bei einem auf Grund des § 15 Abs. 1 der Prüfungsordnung stattfindenden Wechsel der Prüfungskommission diejenige Kommission, bei welcher der Studierende sich zur Ablegung der Wiederholungsprüfung meldet, von der Prüfungskommission, bei der der Studierende die Prüfung begonnen bzw. die erste Wiederholungsprüfung nicht bestanden hat, die bereits entstandenen Prüfungsakten zu erbitten und mit ihren Prüfungsverhandlungen dauernd zu vereinigen haben. (K.M. 2. 3. 06. — U I 142 M —).

Die Prüfungsordnung für Ärzte steht dem nicht entgegen, daß ein Studierender, welcher nach nicht bestandener zweiter Wiederholungsprüfung von der weiteren Ablegung der ärztlichen Vorprüfung ausgeschlossen ist, das medizinische Studium von neuem beginnt. Zu dem Zweck ist es erforderlich, daß der betreffende Studierende Exmatrikel nimmt und sich von neuem immatrikulieren läßt (K.M. 28. 8. 07. — U I 1778 —).

Von dem Erlaß einer besonderen Bestimmung wegen vorzeitiger Ausstellung der nach §§ 8, 9 der Prüfungsordnung für Ärzte vorgeschriebenen Zeugnisse für Studierende, welche sich am Schluß des fünften Semesters zur ärztlichen Vorprüfung melden, ist abgesehen worden. Etwa im Einzelfalle hervortretende Schwierigkeiten werden sich dadurch beheben lassen, daß — wie dies bereits an verschiedenen Universitäten geschieht — die betreffenden Universitätslehrer den Vorsitzenden der ärztlichen Vorprüfungskommissionen diejenigen Kandidaten rechtzeitig bezeichnen, welche nach Beendigung der bezüglichen Kurse die in Rede stehenden Zeugnisse erhalten werden (K. M. 14. 2. 06. — U I 2979 —).

Die Nachweise, die bei der Meldung zur ärztlichen und zur zahnärztlichen Vorprüfung beizufügen sind, werden den Studierenden nach der Vorprüfung wieder ausgehändigt und müssen von ihnen aufbewahrt werden, weil sie später der Meldung zur ärztlichen bzw. zahnärztlichen Prüfung wieder beizufügen sind.

Stempel-
pflicht der
Prüfungs-
zeugnisse.

Die nach § 17 Abs. 2 der Prüfungsordnung für Ärzte den Studierenden über die ärztliche Vorprüfung erteilten Zeugnisse (Muster 2 und 3) unterliegen als Vor zeugnisse auf Grund der Befreiungsvorschrift a der Tarifstelle 77 des Stempelsteuergesetzes vom 31. Juli 1895 dem Zeugnisstempel nicht. Dagegen bedürfen dieses Stempels Wiederholungszeugnisse über die nicht bestandene zweite Wiederholungsprüfung, weil Studierende, die bei der zweiten Prüfung nicht bestehen, nach § 16 der Prüfungsordnung zu einer weiteren Prüfung nicht zugelassen werden. Auf Grund von Wiederholungszeugnissen dieses Inhalts kann daher ein späteres Zeugnis nicht mehr erteilt werden, so daß sie als Vorzeugnisse nicht anzusehen sind.

Die Stempelfreiheit der Vorzeugnisse tritt aber nach Abs. 4 der bezeichneten Tarifstelle und Ziff. 53 Abs. 2 der Dienstvorschriften im Stempelsteuergesetz (Amtl. Ausgabe S. 162) nur dann ein, wenn der die Stempelfreiheit begründende Zweck der Ausstellung in dem Zeugnis selbst angegeben wird. Unterbleibt eine solche Angabe, so unterliegt das Zeugnis dem tarifmäßigen Stempel.

Es ist deshalb in jedes Zeugnis, gleichviel ob es sich um eine vollständig oder eine teilweise bestandene Prüfung handelt, hinter den Zensuren nachstehender Vermerk aufzunehmen:

„Dieses Zeugnis wird erteilt als Ausweis für die Zulassung zur ärztlichen Prüfung (§ 22 der Prüfungsordnung für Ärzte vom 28. Mai 1901) zwecks Erlangung der Approbation als Arzt (§ 63 a. a. O.)".

(K.M. 11. 8. 06. — U I 1599 M —.)

Muster.

Als **Muster** empfohlen (K.M. 8. 1. 04 — M 3666 U I).

Gesuch um Zulassung zur ärztlichen Vorprüfung.

...................., den .... 19..

Eure Hochwohlgeboren bitte ich, mich auf Grund der in der Anlage in Urschrift beigefügten Nachweise:

1. des Zeugnisses der Reife von de ....

   vom .... 19...

2. des Nachweises eines medizinischen Studiums von .... Halbjahren, nämlich an der Universität in .... von .... 19.. bis .... 19.., an der Universität in .... einschließlich der Ableistung des Militärdienstes vom .... 19.. bis .... 19.. in ....

3. der Nachweise, daß ich
   .... Halbjahre an den Präparierübungen in ....
   .... Halbjahr.. an den mikroskopisch-anatomischen Übungen in ....,
   .... Halbjahr.. an einem physiologischen Praktikum in ....,
   .... Halbjahr.. an einem chemischen Praktikum in ....
   regelmäßig teilgenommen habe,

4. der Ausweise über. den Kriegsdienst

zur Ablegung der ärztlichen Vorprüfung vor der hiesigen Prüfungskommission im $\frac{\text{Sommer-}}{\text{Winter-}}$halbjahr 19 . . zulassen zu wollen.

(Name) . . . .

(Wohnung) . . . .

(Geburts-Ort) . . . .

(Kreis usw.)

An

den Herrn Vorsitzenden der Prüfungskommission
für die ärztliche Vorprüfung
in . . . .

Muster 1 (zu § 9 der Prüf.-Ord. für Ärzte).

Zeugnis

über die Teilnahme an $\frac{\text{den . . . . Übungen}}{\text{dem . . . . Praktikum}}$

bei der

Universität zu . . . .

Dem Studierenden der . . . .

aus . . . . wird hiermit bescheinigt, daß er im . . . . Halbjahr 1 . . . . . vom . . . . bis . . . . an . . . .

. . . .

regelmäßig teilgenommen hat.

. . . ., den . . . . 1 . . . .

(Unterschrift des Leiters der Übungen mit Angabe seiner akademischen Stellung.)
(Beglaubigung durch den Direktor des Instituts, sofern derselbe nicht selbst Leiter
der Übungen gewesen ist.)

Muster 2 (zu § 17 der Prüf.-Ord. für Ärzte).

Zeugnis[1])

der Prüfungskommission zu . . . .
über die ärztliche Vorprüfung des Studierenden der Medizin

. . . .

Dem Studierenden der Medizin . . . . aus . . . . ist
bei der mit ihm abgehaltenen Vorprüfung

1. in der Anatomie   die Zensur: . . . .,
2. = = Physiologie =   = ...,
3. = = Physik   =   = ...,
4. = = Chemie   =   = ...,
5. = = Zoologie =   = ...,
6. = = Botanik   =   = ...,

[somit die Gesamtzensur . . . .] erteilt worden.

(Falls der Studierende eine Wiederholungsprüfung abzulegen hat, unter
Fortfall von []: Die Meldung zur Wiederholungsprüfung in . . . . hat
frühestens nach . . . . und spätestens bis zum . . . . zu erfolgen.)

. . . ., den . . . . 1 . . . .

Der Vorsitzende der Prüfungskommission.

(Siegel der Prüfungskommission.)   (Name.)

---

[1]) Wegen der Stempelpflicht vgl. S. 26.

Muster 3 (zu § 17 der Prüf.-Ord. für Ärzte).

Zeugnis [1]

der Prüfungskommission zu..........................

über die $\frac{\text{erste}}{\text{zweite}}$ Wiederholung der ärztlichen Vorprüfung seitens des

Studierenden der Medizin..........................

Dem Studierenden der Medizin ....
aus .... ist bei der mit ihm abgehaltenen

(Die früheren Prüfungszeugnisse sind anzuheften.)

	Vorprüfung am........	ersten Wiederholungsprüfung am........	zweiten Wiederholungsprüfung am........
	ausweislich des beigefügten Zeugnisses (oder bei zweiter Wiederholung: der beigefügten Zeugnisse)		
1. in der Anatomie die Zensur:	....	....	........,
2. = = Physiologie = =	....	....	........,
3. = = Physik = =	....	....	........,
4. = = Chemie = =	....	....	........,
5. = = Zoologie = =	....	....	........,
6. = = Botanik = =	....	....	........,

[somit die Gesamtzensur ....] erteilt worden.

(Falls der Studierende eine fernere Wiederholungsprüfung abzulegen hat, unter Fortfall von []: Die Meldung zur Wiederholungsprüfung in .... hat frühestens nach .... und spätestens bis zum .... zu erfolgen.)

..............., den .... 1....

Der Vorsitzende der Prüfungskommission.

(Siegel der Prüfungskommission.) (Name.)

IV. Ärztliche Prüfung.

Voraussetzung für die Zulassung.

Nach vollständig bestandener Vorprüfung soll der Kandidat weitere fünf Semester [2] Medizin studieren. Darauf kann er sich zur ärztlichen Prüfung melden. Von dieser handeln die §§ 20—58 der Prüfungsordnung für Ärzte. Dem durch die Hand des Vorsitzenden der ärztlichen Prüfungskommission an die für die Universität zuständige Landeszentralbehörde zu richtenden Gesuch um Zulassung sind eine Geburtsurkunde und die in den §§ 22, 23, 25 und 26 vorgeschriebenen Nachweise beizufügen.

Wenn aus einem Kriegs-, Not- oder vorzeitigen Reifezeugnis nicht der Zeitpunkt ersichtlich ist, zu dem das Reifezeugnis unter gewöhnlichen Verhältnissen frühestens erworben wäre, ist eine entsprechende Bescheinigung oder das Abgangszeugnis der regelrecht zuletzt besuchten Schule zu erbringen.

Kriegsteilnehmer haben auch die Ausweise über den Kriegsdienst (Militärpaß, Kriegsstammrollen- oder Kriegsrangglisten-Auszug) und, falls sie militärärztlichen Kriegsdienst geleistet haben, Zeugnisse ihrer militärärztlichen Vor-

---

[1] Wegen der Stempelpflicht vgl. S. 26.
[2] Vgl. S. 6, Fußnote 5.

gesetzten über die erfolgreiche militärärztliche Tätigkeit beizubringen. Letztere Unterlagen dienen später zur Beurteilung der Frage, ob und inwieweit Kriegsdienst auf das Praktische Jahr anzurechnen ist.

Ausnahmen von der Prüfungsordnung sind für die ärztliche Prüfung in den Fällen des § 22, Abs. 3, § 23 Abs. 2, § 24 Abs. 3, § 25, Abs. 5, § 54 Abs. 4, § 56 Abs. 4 und § 57 Abs. 1 gestattet. Entsprechende Anträge sind an die Landeszentralbehörde (vgl. S. 1, Fußnoten 2—4) zu richten, die in Übereinstimmung mit dem Reichsministerium des Innern entscheidet. *Ausnahmen.*

Bei gleichzeitigem Studium der Medizin und der Zahnheilkunde muß mit Rücksicht auf § 53 der Prüfungsordnung für Zahnärzte eine Gesamtstudienzeit von mindestens 12 Semestern nachgewiesen werden. Das Praktische Jahr der Mediziner darf jedoch nicht zum Studium der Zahnheilkunde benutzt werden (vgl. Näheres Teil IX, S. 88). *Gleichzeit. Studium der Medizin u. der Zahnheilkunde.*

Studierende dürfen zum Praktizieren in den Universitäts-Kliniken und Polikliniken seitens der Direktoren erst dann zugelassen werden, wenn sie die ärztliche Vorprüfung innerhalb des Deutschen Reiches oder eine entsprechende Prüfung im Auslande vollständig [1]) bestanden haben (K.M. 22. 8. 96 — U I 1211 M). *Praktizieren.*

Besuch klinischer Vorlesungen durch Studierende als „Praktikanten" und „Auskultanten".

Bei der Bescheinigung des Besuches klinischer und poliklinischer Vorlesungen ist im Anmeldebuche und im Abgangszeugnisse ausdrücklich hervorzuheben, ob die Zulassung des Studierenden zu der Vorlesung als Praktikanten oder nur als Auskultanten erfolgt ist. Da die Zulassung zum Praktizieren in Gemäßheit des vorstehenden Erlasses vom 22. August 1896 — U I 1211 — nur erfolgen kann, wenn die Studierenden die ärztliche Vorprüfung innerhalb des Deutschen Reiches oder eine entsprechende Prüfung im Auslande vollständig bestanden haben, so wird das Obwalten dieser Voraussetzung beim Belegen und Anmelden der Vorlesungen durch Vorlegung des betreffenden Prüfungszeugnisses nachzuweisen sein, sofern nicht bereits vorher eine bezügliche Eintragung in das Anmeldebuch erfolgt.

Für derartige vorherige Eintragungen empfiehlt sich etwa folgendes Verfahren:

1. Bei Studierenden, welche nach bestandener Vorprüfung an der Universität, an welcher sie abgelegt ist, verbleiben, macht der Dekan bzw. der Vorsitzende der Prüfungskommission im Anschluß an das Examen in das Anmeldebuch auf die Rückseite des ersten Blattes des Umschlages den Vermerk:

„Vorprüfung am..............bestanden.

N. den..................

N. N.

Dekan bzw. Vorsitzender
der Kommission für die ärztliche Vorprüfung."

---

[1]) D. h. in Anatomie, Physiologie, Physik, Chemie, Zoologie und Botanik. Vgl. hierzu für die ärztliche Vorprüfung S. 6, Fußnote 4.

2. Bei Studierenden in klinischen Semestern, welche von auswärts kommen, läßt sich der Universitäts-Sekretär bei der Anmeldung das Vorprüfungs-Zeugnis vorlegen und macht im entsprechenden Falle den Vermerk ins Anmeldebuch:

„Vorprüfung in................,...............am.............bestanden.

N. den...................

N. N.

Universitäts-Sekretär."

(K.M. 4. 9. 03 — U I 2077/02 M.)

Daß nichtimmatrikulationsfähige Personen zum Praktizieren an Universitätskliniken und -polikliniken nicht zugelassen werden, weil dadurch der anwachsenden Kurpfuscherei Vorschub geleistet werden würde, darf als selbstverständlich gelten. (K.M. 20. 3. 06. — U I 44 M —.)

Universitätsabgangszeugnisse. Nach der Prüfungsordnung für Ärzte sind die Gesuche um Zulassung zur Prüfung in der Mitte März beginnenden Prüfungsperiode bis zum 1. März j. Js. einzureichen (§ 21, Abs. 2), wobei der Nachweis der vorgeschriebenen Studienzeit durch Universitätsabgangszeugnisse zu erbringen ist (§ 23, Abs. 1).

Mit Rücksicht hierauf wird unter Bezugnahme auf § 11 der Vorschriften für die Studierenden bestimmt, daß denjenigen Studierenden, welche sich der ärztlichen Prüfung in der Sommerperiode unterziehen wollen, auf Wunsch das Abgangszeugnis bereits vier Wochen vor dem festgesetzten Schluß des vorangehenden Wintersemesters ausgehändigt wird.

(K.M. 29. 3. 02. — U I 5565 M —.)

Diese Ausnahmebestimmung wurde erlassen, weil Gesuche um Zulassung zur Prüfung in der Sommerperiode schon bis zum 1. März einzureichen sind. Für die Prüfung in der Winterperiode besteht ein solches Bedürfnis nicht, da die Zulassungsgesuche für diese erst bis zum 1. Oktober vorgelegt zu werden brauchen (K.M. 13. 9. 17 — U I 1774).

Zulassungsgesuche. Die Gesuche um Zulassung zur ärztlichen Prüfung sind von dem Vorsitzenden der ärztlichen Prüfungskommission mit dem Eingangsdatum zu versehen und auf Vollständigkeit der Zeugnisse nach Zahl und Inhalt zu prüfen. Etwaige Mängel sind, soweit möglich, zu beseitigen. Die Zeugnisse sind in der Reihenfolge: Reifezeugnis, Studienzeugnisse, Zeugnis über die bestandene Vorprüfung, Nachweise über die Teilnahme an den Präparierübungen usw. (§§ 8, 22), Praktikantenscheine in der in § 25 angegebenen Folge, zu ordnen und zu einem Hefte zu vereinigen. Die Vorlesungen über topographische Anatomie usw. (§ 25, Nr. 3) sind in den Studienzeugnissen durch Anstreichen kenntlich zu machen. Zur Erleichterung der Durchsicht sind die Zeugnisse einzeln hintereinander, nicht ineinander zu heften. Mitteilungen über etwaige Genehmigungen von Ausnahmen (§ 65) sind den Zeugnissen vorzuheften. Der Lebenslauf ist lose zu lassen.

Die Gesuche sind mit einem kurzen, unterschriftlich zu vollziehenden Vermerke über die erfolgte Prüfung und etwa noch verbliebene Anstände zu versehen und mit tunlichster Beschleunigung einzureichen. Ansammlungen der Gesuche sind zu vermeiden (K.M. 15. 7. 08 — M 18 244 U I).

In der Übersicht über den Verlauf der Prüfung ist der letzte Prüfungstag durch Eintragung oder Unterstreichung mit roter Tinte hervorzuheben.

Die Prüfungsprotokolle sind nach der Reihenfolge der Prüfungsabschnitte und Prüfungsteile zu ordnen.

Um den Prüfungskommissionen die Ausübung einer genauen Kontrolle der rechtzeitigen persönlichen Meldung der Kandidaten nach ihrer Zulassung zur Prüfung zu ermöglichen, gehen den Kandidaten der Medizin und der Zahnheilkunde die Zulassungsverfügungen durch die Hand des Vorsitzenden der betreffenden Prüfungskommission zu.
(K.M. 25. 6. 03. — M 1480 U I —.)

Es wird daran festgehalten, daß die in der ärztlichen Prüfung sich befindenden Kandidaten stets nur e i n e m Prüfungsabschnitt gleichzeitig zugewiesen werden dürfen. Ausnahmen hiervon sind nur in solchen Fällen gemacht worden, welche eine unnötige Verzögerung in dem Fortgange der Prüfung der Kandidaten herbeiführen würden. Hierzu würde vor allem eintretender Mangel an dem zur Prüfung erforderlichen Leichenmaterial zu rechnen sein. Die Überfüllung eines Prüfungsabschnittes mit Kandidaten wird hingegen als ein derartiger Grund nicht anzusehen sein, da dieselbe leicht dadurch vermieden werden kann, daß stets nur eine bestimmte Anzahl von Kandidaten zu den einzelnen Prüfungsabschnitten zugelassen wird (K.M. 1. 3. 01 — M 521 —, 2. 7. 20 — I M V 4846).

Die Ausstellung von Bescheinigungen über die von den Kandidaten der Medizin in den einzelnen Abschnitten der ärztlichen Prüfung erlangten Zensuren wird grundsätzlich abgelehnt. Die ärztliche Prüfung ist ein geschlossenes Ganze und zerfällt nicht in nach außen in Erscheinung tretende Spezialprüfungen. Deshalb ist auch nur die Gesamtzensur für die Öffentlichkeit bestimmt, während die Zensuren der einzelnen Abschnitte innere Angelegenheiten der Prüfungskommission sind. Die Erteilung der Bescheinigung über die Zensuren durch die Vorsitzenden ist daher auch nicht angängig, zumal da die dort festgestellten Gesamtzensuren der Abschnitte und der ganzen Prüfung in ihrer Berechnung bei der Zentralbehörde nachgeprüft werden (M.J. 18. 7. 13. — M 18 243 —).

Die Prüfungszeit läuft vom 15. Oktober bis 15. August j. Js.
Im einzelnen Falle kann die Prüfung auch nach dem 15. August[1]) stattfinden, falls ein Prüfer sich dazu ausdrücklich bereit erklärt (K.M. 10. 7. 03 — M 2281 U I).

Wenn ein Kandidat der Medizin geisteskrank ist, kann ihm die Zulassung zur ärztlichen Prüfung auch ohne eine ausdrückliche Bestimmung der Prüfungsordnung für die Dauer dieses Zustandes versagt werden; denn es folgt aus dem ganzen Zwecke der Prüfung nach allgemeiner Lebensanschauung, daß sie nur von geistig Gesunden abgelegt werden darf. Auch muß es prüfungstechnisch als unzulässig angesehen werden, einen Geisteskranken den Einzelheiten der Prüfung auszusetzen oder die Prüfungsfälle durch einen Geisteskranken untersuchen zu lassen. Der Kandidat und nach Lage der Sache auch

---

[1]) Vgl. § 21 Abs. 1 der Prüfungsordnung.

sein Vater ist darauf hinzuweisen, daß die Heilung der Krankheit vor Eintritt in die Prüfung im eigenen Interesse des Kandidaten liegt (M.J. 1. 8. 14. — M 18 799 —).

**Aus-
ländisches
Reife-
zeugnis** Deutschen Reichsangehörigen, die durch die Verhältnisse gezwungen gewesen sind, das Reifezeugnis im Auslande zu erwerben oder auch ihr Studium dort zurückzulegen, kann bei der Zulassung zur ärztlichen Prüfung der nötige Dispens von den betreffenden Vorschriften der Prüfungsordnung ohne Vorbehalt bezüglich der späteren Erteilung der Approbation erteilt werden (R. J. 6. 12. 20 — II A 8219).

———

Muster.   Als **Muster** empfohlen (K.M. 8. 1. 04 — M 3666/03 U I).

**Gesuch um Zulassung
zur ärztlichen Prüfung.**

.............., den .... 19..

....

bitte ich gehorsamst, mich auf Grund der in der Anlage in Urschrift beigefügten Nachweise:

1. des Zeugnisses der Reife von de ....

   vom .... 19..,

2. des Nachweises eines medizinischen Studiums von .... Halbjahren, nämlich an der Universität in .... von .... 19... bis .... 19..., an der Universität in

   ....

   ....

   ....

   ....

   einschließlich der Ableistung des Militärdienstes vom .... 19... bis .... 19... in ....

3. der Nachweise, daß ich vor Beginn der ärztlichen Vorprüfung .... Halbjahre an den Präparier-übungen in ...., ... Halb-jahr....... an den mikroskopisch-anatomischen Übungen in ...., ... Halb-jahr..... an einem physiologischen Praktikum in ...., ... Halbjahr..... an einem chemischen Praktikum in .... regelmäßig teilgenommen habe,

4. des Zeugnisses über die in .... vollständig bestandene ärztliche Vorprüfung vom ....19...,

5. der Nachweise, daß ich nach vollständig bestandener Vorprüfung

   a) ...... Halbjahre an de.... medizinischen Klinik... in ....,

   b) ...... Halbjahre an de.... chirurgischen Klinik in ....,

   c) ..... Halbjahre.. an de... geburtshilflichen Klinik... in .... als Praktikant regelmäßig teilgenommen,

d) ..... Kreißende in Gegenwart des Lehrers oder Assistenzarztes selbständig entbunden,

e) ..... Halbjahr.... die Klinik für Augenkrankheiten in ....,

f) ..... Halbjahr... die medizinische Poliklinik in ....,

g) ..... Halbjahr.... die Kinder$\frac{\text{klinik}}{\text{poliklinik}}$ in ....,

h) ..... Halbjahr... die psychiatrische Klinik in ....,

i) ..... Halbjahr.... die Spezial$\frac{\text{klinik}}{\text{poliklinik}}$ für Hals- und Nasenkrankheiten in ....,

k) ..... Halbjahr... die Spezial$\frac{\text{klinik}}{\text{poliklinik}}$ für Ohrenkrankheiten in ....,

l) ..... Halbjahr... die Spezial$\frac{\text{klinik}}{\text{poliklinik}}$ für Haut- und syphilitische Krankheiten in .... als Praktikant regelmäßig besucht, an einem Kursus über

<table>
<tr><td rowspan="4">sofern unter g, i, k, l aufgeführte Kliniken oder Polikliniken am Universitätsorte nicht bestehen</td><td>g) Kinderkrankheiten von .... 19... bis .... 19...,</td></tr>
<tr><td>i) Hals- und Nasenkrankheiten von ....19... bis .... 19...,</td></tr>
<tr><td>k) Ohrenkrankheiten von .... 19... bis .... 19...,</td></tr>
<tr><td>l) Haut- und syphilitische Krankheiten von .... 19... bis .... 19... in den entsprechenden Abteilungen des Krankenhauses .... in .... teilgenommen,</td></tr>
</table>

m) von .... 19... bis ....19... am praktischen Unterricht in der Impftechnik teilgenommen und die zur Ausübung der Impfung erforderlichen technischen Fähigkeiten und Kenntnisse über Gewinnung und Erhaltung der Lymphe erworben,

<table>
<tr><td rowspan="3">ausweislich meines Abgangszeugnisses (vgl. Ziff. 2)</td><td>n) von .... 19... bis .... 19... Vorlesungen über topographische Anatomie,</td></tr>
<tr><td>o) von .... 19... bis .... 19... Vorlesungen über Pharmakologie,</td></tr>
<tr><td>p) von .... 19... bis .... 19... Vorlesungen über gerichtliche Medizin gehört habe,</td></tr>
</table>

6. eines eigenhändig geschriebenen Lebenslaufs,

<table>
<tr><td>falls die Meldung nicht alsbald nach dem Abgange von der Universität erfolgt</td><td>7. eines amtlichen Zeugnisses über meine Führung in der Zeit von .... 19... bis .... 19...,</td></tr>
</table>

Opitz, Prüfungsordnungen.

8. der Ausweise über den Kriegsdienst,
9. einer Geburtsurkunde

zur Ablegung der ärztlichen Prüfung vor der Prüfungskommission in .... in der im $\frac{\text{Oktober}}{\text{März}}$ d. J. beginnenden Prüfungsperiode hochgeneigtest zulassen zu wollen.

(Name) ....
(Wohnung) ....
(Geburts=Ort) ....
(Kreis usw.)

Die Gesuche sind in Preußen an den Vorsitzenden der Prüfungskommission zu richten, der die beigefügten Ausweise und Bescheinigungen zu prüfen und die Ergänzung der fehlenden oder die Abänderung der unvorschriftsmäßigen Stücke zu veranlassen hat, ehe die Gesuche an das Ministerium weiterzugeben sind (K.M. 24. 3. 11 — B 567 M U I).

Muster 4 (zu § 25 der Prüf.=Ord. für Ärzte).
Praktikantenschein.

Dem Kandidaten der .... aus .... wird hiermit bescheinigt, daß er nach vollständig bestandener Vorprüfung im .... Halbjahr 1... vom .... 1... bis zum .... 1... an der Klinik (Poliklinik) (an dem Kursus für .... in der .... Abteilung des .... Krankenhauses) als Praktikant regelmäßig teilgenommen hat.

........................, den .... 1.....

Der Direktor $\frac{\text{der}}{\text{des}}$ .... $\frac{\text{Klinik (Poliklinik).}}{\text{Krankenhauses.}}$

Professor.)

Bei den Praktikantenscheinen über den Besuch der geburtshilflichen Klinik ist noch hinzuzufügen: „und ...... Kreißende in Gegenwart des Lehrers oder Assistenzarztes selbständig entbunden".

V. Praktisches Jahr der Mediziner.

A. Allgemeines.

Zweck. Nach vollständig bestandener Prüfung werden die Prüfungsprotokolle mit dem Prüfungsergebnis von der Prüfungskommission der Landeszentralbehörde überreicht. Von dieser erhält der Kandidat alsdann die schriftliche Zulassung zum Praktischen Jahr. Dieses ist in einer der in § 59 bezeichneten Anstalten, deren Wahl ihm frei steht, abzuleisten und hat nach § 60 der Prüfungsordnung den Zweck, den jungen Mediziner nach bestandener ärztlicher Prüfung für die Bedürfnisse der ärztlichen Praxis vorzubereiten; er soll während dieser Zeit nicht nur seine praktischen Kenntnisse und Fertigkeiten vertiefen und fortbilden, sondern auch ausreichendes Verständnis für die Aufgaben und Pflichten des ärztlichen Berufs erlangen.

Die Bestimmungen über das Praktische Jahr sind in den §§ 59—62 der Prüfungsordnung für Ärzte und Zahnärzte enthalten. Als einzige Ausnahme hiervon ist § 61, Abs. 3 zulässig. Hierüber entscheidet die Landeszentralbehörde, welche die Zulassung des Kandidaten zum Praktischen Jahr genehmigt hat, im Einverständnis mit dem Reichsministerium des Innern. Ausnahme.

B. Praktische Ausbildung.

Anweisung über das Praktische Jahr der Mediziner. (§§ 59—63 der Prüfungsordnung für Ärzte vom 28. Mai 1901.)

I. Anstalten, in denen das Praktische Jahr abgeleistet wird. Anstalten.

§ 1.

Die Beschäftigung des Kandidaten während des Praktischen Jahres kann an folgenden Anstalten innerhalb des Deutschen Reichs erfolgen:

a) an einer Universitätsklinik,
b) an einer Universitätspoliklinik,
c) an einem dazu besonders ermächtigten Krankenhause,
d) an einem medizinischen nichtklinischen Universitätsinstitute,
e) an einem dazu besonders ermächtigten selbständigen medizinisch-wissenschaftlichen Institute.

Die Ableistung des Praktischen Jahres kann auch an den zu Akademien für praktische Medizin vereinigten Krankenanstalten und wissenschaftlichen Instituten erfolgen, insoweit sie besonders ermächtigt sind.

§ 2.

Die Beschäftigung an einer der im § 1 d und e erwähnten Anstalten wird in der Regel höchstens bis zur Gesamtdauer von 6 Monaten und nur in besonderen Ausnahmefällen bis zur Gesamtdauer von 8 Monaten auf das Praktische Jahr angerechnet.

§ 3.

Die Beschäftigung an einem medizinisch-wissenschaftlichen Institute, das zu einem ermächtigten Krankenhause gehört, wird auf das Praktische Jahr nicht angerechnet, es sei denn, daß das Institut in der Ermächtigung des betreffenden Krankenhauses besonders aufgeführt ist. Für solche Fälle finden auf die Beschäftigung an dem Institute die Vorschriften des § 2 Anwendung.

§ 4.

Das Verzeichnis der im Reichsgebiete zur Beschäftigung von Kandidaten ermächtigten Krankenhäuser und selbständigen medizinisch-wissenschaftlichen Institute (vgl. § 1c und e) wird alljährlich im Zentralblatt für das Deutsche Reich veröffentlicht.

§ 5.

Die Beschäftigung an einer außerhalb des Deutschen Reiches gelegenen Anstalt der in § 1 bezeichneten Art wird nur ausnahmsweise, und zwar höchstens bis zur Gesamtdauer von 6 Monaten auf das Praktische Jahr angerechnet. Gesuche sind vor dem Beginne der Beschäftigung bei der Zentralbehörde, in deren Gebiete der Kandidat die ärztliche Prüfung bestanden hat, einzureichen.

3*

Behandlung
innerer
Krankheiten.

II. Behandlung innerer Krankheiten.

§ 6.

Von dem Praktischen Jahre hat der Kandidat mindestens ein Drittel vorzugsweise der Behandlung von inneren Krankheiten zu widmen. Dieser Vorschrift kann nur genügt werden durch Beschäftigung an allgemeinen Krankenanstalten [1]), denen ein reiches Material an inneren Kranken zur Verfügung steht, nicht jedoch durch Beschäftigung an Irrenanstalten, Lungenheilstätten und sonstigen Spezialkrankenanstalten, deren Aufgabe ausschließlich in der Behandlung einer einzelnen inneren Krankheit oder Krankheitsgruppe besteht. Der Kandidat wird dies bei der Auswahl der Anstalt, in der er beschäftigt zu werden wünscht, zu berücksichtigen haben.

Annahme
des
Kandidaten.

III. Annahme des Kandidaten in der Anstalt.

§ 7.

Das Praktische Jahr hat sich möglichst unmittelbar an die bestandene Prüfung anzuschließen. Soll es später als 4 Wochen nach Beendigung der Prüfung begonnen werden, so bedarf es der Erlaubnis der Zentralbehörde (§ 5).

§ 8.

Das Gesuch des Kandidaten um Beschäftigung an einer im § 1 bezeichneten Anstalt ist, soweit es sich um Universitätskliniken und -Polikliniken und um nichtklinische medizinische Universitätsinstitute (§ 1a, b und d) handelt, an deren Direktor, soweit ermächtigte Anstalten (§ 1c und e) in Frage stehen, an die Anstaltsleitung zu richten.

§ 9.

Damit der Kandidat das Praktische Jahr in unmittelbarem Anschluß an die ärztliche Prüfung beginnen kann, ist es zweckmäßig, daß er bereits vor Beendigung der Prüfung wegen künftiger Annahme in einer Anstalt mit dieser in Verbindung tritt. Sofort nach dem Bestehen der Prüfung wird ihm seitens des Vorsitzenden der Prüfungskommission eine vorläufige Bescheinigung [2]) hierüber ausgestellt, auf Grund deren er sogleich die Annahme als Praktikant nachzusuchen hat.

---

[1]) Von Kinderkrankenanstalten gilt dies nur, wenn in ihnen Kinder aller Altersstufen Aufnahme und alle inneren Krankheiten einschließlich der übertragbaren Krankheiten Behandlung finden.

[2]) Muster für die Bescheinigung (K.M. 27. 11. 1905 — M 17 559 U I.)

Ärztliche Prüfungskommission. . . . ., den . . . . . . 19. .

    Dem Kandidaten der Medizin Herrn . . . . aus . . . . wird hierdurch bescheinigt, daß er die ärztliche Prüfung vor der hiesigen Prüfungskommission **bestanden** hat und demgemäß dem Herrn Minister behufs Erteilung der Erlaubnis zur Ableistung des Praktischen Jahres in Vorschlag gebracht ist.

Der Vorsitzende
(Unterschrift)

Es empfiehlt sich, durch einen entsprechenden Vermerk auf den Bescheinigungen den Kandidaten nahezulegen, von den Zeugnissen über das Praktische Jahr, die später dem Gesuch um Erteilung der Approbation als Arzt beizufügen sind, Abschriften zum eigenen Gebrauch zurückzubehalten, da die Zeugnisse bei den Akten der Zentralbehörde verbleiben (M.J. 5. 12. 11 — M 20 180 II).

§ 10.

Die Anstaltsleitung, an welche sich der Kandidat mit Anfragen oder mit seinem Gesuche wendet, hat alles zu vermeiden, was den Gang der Verhandlungen und den Eintritt des Kandidaten verzögern könnte. Stehen der Annahme Bedenken entgegen, so ist der Kandidat umgehend hiervon zu unterrichten, damit er sich sogleich an eine andere Anstalt wenden kann.

IV. **Beschäftigung und Ausbildung des Kandidaten.** *Beschäftigung und Ausbildung des Kandidaten.*

§ 11.

Für die ordnungsmäßige Ausbildung des Kandidaten ist der Direktor der Universitätsklinik oder -poliklinik oder des Instituts, bei Krankenhäusern der ärztliche Leiter der Anstalt verantwortlich, welcher sich der praktischen Ausbildung des Kandidaten mit Sorgfalt zu widmen hat. Als ärztlicher Leiter gilt in denjenigen Anstalten, in denen mehrere Abteilungen unter selbständiger Leitung besonderer dirigierender Ärzte vorhanden sind, der Leiter derjenigen Krankenhausabteilung, in welcher der Kandidat beschäftigt wird.

§ 12.

Voraussetzung für eine ordnungsmäßige Beschäftigung und Ausbildung des Kandidaten in einer Krankenanstalt ist, daß die Krankenbehandlung, der Krankenhausbetrieb und die Unterweisung des Pflegepersonals den Anforderungen der medizinischen Wissenschaft und der öffentlichen Gesundheitspflege in vollem Umfang entsprechen und die Einheitlichkeit der ärztlichen Leitung und Krankenversorgung streng gewahrt ist.

§ 13.

Dem Direktor der Universitätsanstalt oder bei ermächtigten Anstalten dem Leiter derselben bleibt vorbehalten, dem Kandidaten eine Anweisung über die Art und Ausdehnung seiner Beschäftigung zu erteilen, wobei die in den §§ 14—19 aufgestellten Gesichtspunkte als Richtschnur zu dienen haben.

§ 14.

Zur Erreichung des Zieles des Praktischen Jahres genügt es nicht, daß der Kandidat nur die Morgen- und Abendvisite mitmacht, im übrigen aber von der Anstalt fernbleibt. Vielmehr ist es erforderlich, daß er sich während des Tages dauernd in der Anstalt aufhält und sich ganz der Behandlung und Beobachtung der Kranken widmet. Deshalb ist es wünschenswert, daß der Kandidat während seiner praktischen Tätigkeit in einer Krankenanstalt in derselben wohnt und verpflegt wird. Gestatten die Verhältnisse die Unterbringung des Kandidaten in der Krankenanstalt nicht, so sollte ihm wenigstens die Möglichkeit, sich in der Anstalt zu beköstigen, gewährt werden.

§ 15.

Die Übertragung einer Hilfsarztstelle in den Krankenanstalten an den Kandidaten ist nicht zulässig.

§ 16.

Der Ausbildung des Kandidaten in der Krankenanstalt wird am besten dadurch genügt, daß er einer bestimmten Krankenabteilung zugewiesen wird und auf derselben eine bestimmte Anzahl von Kranken, nicht unter 12, zugeteilt erhält, die er unter der Beihilfe und verantwortlichen Leitung des Hilfsarztes der betreffenden Station (Pavillon, Baracke) ärztlich zu versorgen hat. Hierbei ist zu beachten, daß der Kandidat stets unter der Aufsicht des Direktors oder ärztlichen Leiters verbleiben muß.

§ 17.

Dem Kandidaten ist die Möglichkeit zu bieten, sich in der Untersuchung und Behandlung der Kranken, im Verschreiben von Rezepten, in der Abfassung von Krankengeschichten, Zeugnissen und Gutachten, in der Führung der Krankenblätter, in der Abhaltung des ärztlichen Wachtdienstes und in der Ausführung von Leichenöffnungen, soviel wie möglich zu betätigen. Gegenstände der Unterweisung sollen ferner sein: die Handhabung der Untersuchungsmethoden, die praktische Ausübung der Krankenpflege, insbesondere das Eingehen auf die Wünsche und Bedürfnisse der einzelnen Kranken und das taktvolle Verhalten gegenüber dem Pflegepersonal. Die wissenschaftliche Verwertung bemerkenswerter Krankheitsfälle, die Anwendung der verschiedenen Heilmethoden und der Arzneiverordnung, die Handhabung der Antiseptik und die Einhaltung der Asepsis, die Mithilfe bei Operationen (Narkose, Assistenz, Nachbehandlung), die Vornahme derselben, überhaupt die Übung in möglichst allen Zweigen der praktischen Medizin, besonders auch auf dem Gebiete der Arbeiterschutzgesetzgebung. Ferner erscheint eine Belehrung angezeigt über die Leitung und Verwaltung der Anstalt, über die Durchführung hygienischer Maßnahmen in der Anstalt, über die Erfüllung der dem Arzt obliegenden gesetzlichen Pflichten, namentlich bezüglich der Anzeigepflicht bei übertragbaren Krankheiten und der Desinfektion, sowie über das kollegiale Verhalten anderen Ärzten gegenüber, besonders in der Privatpraxis.

§ 18.

Alle einer Anstalt oder Anstaltsabteilung überwiesenen Kandidaten haben sich an den täglichen Visiten der dirigierenden Ärzte und der einzelne Kandidat außerdem an den Vormittags- und Nachmittagsbesuchen des Hilfsarztes seiner Station zu beteiligen, wobei am Krankenbette genauere Besprechungen geeigneter Fälle stattzufinden haben. Von großem Nutzen werden auch besondere Referatsstunden sein, welche von den dirigierenden Ärzten in Gegenwart sämtlicher Hilfsärzte und Kandidaten abgehalten werden und in denen die gemachten Beobachtungen ausgetauscht und durch die Erläuterungen der erfahrenen Chefärzte besonders nutzbringend gemacht werden können.

§ 19.

Der Kandidat soll durch den Dienst in der Anstalt voll beschäftigt werden. Denn er hat seine ganze Kraft und Aufmerksamkeit darauf zu richten, seine praktischen Kenntnisse und Fähigkeiten zu vertiefen und fortzubilden, sowie das erforderliche Verständnis für die Aufgaben und Pflichten des ärztlichen Berufs zu gewinnen.

§ 20.

Die in den §§ 12—19 enthaltenen Bestimmungen finden auf die Beschäftigung und Ausbildung des Kandidaten in Polikliniken und Instituten sinngemäße Anwendung.

§ 21.

Der Kandidat hat sich der Hausordnung und den Anordnungen des ärztlichen Leiters der Anstalt zu fügen. Zuwiderhandlungen können von diesem mit Verweisen, in Wiederholungs- oder besonders schweren Fällen mit sofortiger Entlassung aus der Anstalt bestraft werden. Im Falle der sofortigen Entlassung hat der ärztliche Leiter binnen zwei Wochen an die der Universitätsanstalt vorgesetzte Behörde, bei ermächtigten Anstalten an die zuständige Aufsichtsbehörde zu berichten.

§ 22.

Die Direktoren der Universitätskliniken und -polikliniken und der Institute sowie die ärztlichen Leiter der Krankenhäuser sind befugt, dem Kandidaten einen kurzen Urlaub zur Erholung oder zu besonderen Gelegenheiten zu erteilen. Eine Anrechnung der Urlaubszeit auf das Praktische Jahr ist nur bis zu höchstens 14 Tagen und nur unter der Voraussetzung zulässig, daß die Tätigkeit des Kandidaten zu Anständen keine Veranlassung gegeben und sich ordnungsmäßig vollzogen hat. Unter der gleichen Voraussetzung kann auch die Zeit der ärztlich zu bescheinigenden Krankheit bis zur Höchstdauer von 4 Wochen auf das Praktische Jahr angerechnet werden. Eine weitere Anrechnung von Krankheitszeit ist nur in besonders gearteten Fällen mit Genehmigung der Zentralbehörde (§ 5) angängig. In jedem Falle der Beurlaubung oder der Erkrankung muß die Dauer der Unterbrechung unter Bezeichnung des Anfangs- und Enddatums in dem Abgangszeugnisse vermerkt werden. Eine Abkürzung der auf die Behandlung von inneren Krankheiten zu verwendenden Zeit (mindestens ein Drittel des praktischen Jahres) darf durch Urlaub oder Krankheit nur in besonders begründeten Fällen erfolgen.

§ 23.

Das Praktische Jahr ist in der Regel ohne Unterbrechung zu erledigen. Eine längere als 14 tägige Unterbrechung bedarf der Genehmigung der Zentralbehörde (§ 5).

Es steht dem Kandidaten frei, das an einer Anstalt begonnene Praktische Jahr an einer zweiten und gegebenenfalls noch an einer dritten Anstalt fortzusetzen. Will er noch einen weiteren Wechsel der Anstalt eintreten lassen, so hat er zuvor die Genehmigung der Zentralbehörde (§ 5) einzuholen.

Es ist wünschenswert, daß die Tätigkeit des Kandidaten an einer Anstalt nicht zu kurz bemessen wird. Ein Wechsel der Anstalt darf, vorbehaltlich des § 21 nur nach 14 tägiger Kündigung erfolgen, welche sowohl dem Leiter der Anstalt als dem Kandidaten zusteht.

§ 24.

Hat der Kandidat es an dem erforderlichen Eifer während der Ableistung des Praktischen Jahres fehlen lassen, so daß die Zentralbehörde (§ 5) nicht die Überzeugung gewinnt, daß er den zu stellenden Anforderungen entsprochen hat, so wird die Zentralbehörde die Dauer des Praktischen Jahres noch darüber hinaus für einen von ihr zu bestimmenden Zeitraum ausdehnen.

§ 25.

Während der Ableistung des Praktischen Jahres hat der Kandidat mindestens zwei öffentlichen Impfungs- und ebenso vielen Wiederimpfungsterminen, einschließlich der dazu gehörigen Nachschautermine, beizuwohnen. Die Bescheinigung darüber stellt der Impfarzt aus, welcher den Impftermin abgehalten hat. Die erforderlichen Mitteilungen über die Impftermine, welche in der Regel im Mai und Juni stattfinden, sind von dem zuständigen beamteten Ärzte einzuholen.

V. Erteilung des Abgangszeugnisses.

§ 26.

Die Abgangszeugnisse über die Ableistung des Praktischen Jahres sind nach dem der Prüfungsordnung beigegebenen Muster 5[1]) durch den Direktor der Universitätsklinik oder -Poliklinik oder des wissenschaftlichen Instituts oder den ärztlichen Leiter der Anstalt bzw. der selbständigen Anstaltsabteilung, bei welcher der Kandidat tätig gewesen ist, auszustellen. War der Kandidat an mehreren Abteilungen tätig, so ist für die betreffende Zeit von jedem Abteilungsleiter ein besonderes Zeugnis auszustellen. Alle Zeugnisse müssen eine nähere Würdigung der Art der Beschäftigung, sowie eine Angabe darüber enthalten, welchen Teil der bezeichneten Zeit der Kandidat vorzugsweise der Behandlung von inneren Krankheiten gewidmet, inwieweit er seine praktischen Kenntnisse und Fähigkeiten vertieft und fortgebildet, und ob er ausreichendes Verständnis für die Aufgaben und Pflichten des ärztlichen Berufes gezeigt hat[2]).

§ 27.

Wird dem Kandidaten die Erteilung des Abgangszeugnisses von dem ärztlichen Leiter der Anstalt versagt, so ist dieser verpflichtet, es dem Kandidaten unter kurzer Angabe der Gründe schriftlich zu eröffnen. Gegen diesen Bescheid ist Beschwerde binnen zwei Wochen an die der Universitätsanstalt vorgesetzte Behörde, bei ermächtigten Anstalten an die Zentralbehörde desjenigen Bundesstaats, in dessen Gebiete die Anstalt gelegen ist, zulässig.

Berlin, den 7. Juli 1908.

Der Minister
der geistlichen, Unterrichts- und Medizinal-Angelegenheiten.

M 18 065 U I. ———————

Gemäß § 61 Abs. 2 der Prüfungsordnung für Ärzte vom 28. Mai 1901 ist die Zeit, während deren ein Kandidat nach vollständig bestandener ärztlicher Prüfung an einem medizinischen nichtklinischen Universitätsinstitut oder an einem gemäß § 59 Abs. 2 a. a. O. besonders ermächtigten selbständigen medizinisch-wissenschaftlichen Institut mit Erfolg Assistenz geleistet hat, nach dem Ermessen der Zentralbehörde ganz oder teilweise auf das praktische Jahr anzurechnen. Diese Anrechnung ist in jedem Falle von dem Kandidaten besonders zu beantragen und erfolgt grundsätzlich nur bis zur Dauer von höchstens sechs Monaten. Denjenigen Kandidaten, welche nur einen Teil des praktischen Jahres abzuleisten haben, kann die Assistentenzeit an einem der obenbezeichneten Institute nur bis zur Dauer der Hälfte der ihnen auferlegten praktischen Tätig-

---

[1]) Vgl. S. 44,
[2]) **Zeugnisse, die hierüber nichts Näheres enthalten, werden von der Zentralbehörde nicht als genügend angesehen** (M.J. 4. 1. 13 — M 20 834 II).

keit angerechnet werden. In allen Fällen muß ein Drittel der Praktikantenzeit, mag sie ganz abgeleistet werden, oder teilweise erlassen sein, vorzugsweise der Behandlung von inneren Krankheiten gewidmet werden (K.M.
2. 9. 05 — M 19 061 U I).

Soll ein geprüfter Kandidat der Medizin, der das Praktische Jahr noch
nicht abgeleistet hat, an den medizinischen Universitätsinstituten als Assistent
angenommen werden, so ist dazu die ministerielle Genehmigung erforderlich.
Die Erteilung dieser Genehmigung befreit den Kandidaten jedoch nicht von
der Ableistung des Praktischen Jahres. Demgemäß kann auch derartigen
Assistenten die Approbation als Arzt erst nach Ableistung des Praktischen
Jahres erteilt werden. (K.M. 10. 7. 05 — U I 994 M.)

Da der Medizinalpraktikant sich „unter Aufsicht und Anleitung des ärztlichen Leiters" beschäftigen, nicht aber selbständig ärztlich tätig sein soll (§ 59
Abs. 1 der Prüfungsordnung für Ärzte), ist es unzulässig, wenn ein Kandidat
während des Praktischen Jahres den Dienst eines Assistenzarztes versieht
und dabei zum Teil selbständig ordiniert. (K.M. 20. 9. 07 — M 19 117 —)

Kandidaten der Medizin, die noch im Praktischen Jahre nach §§ 59 ff.
der Prüfungsordnung für Ärzte stehen, dürfen sich bei Bewerbungen um
Assistenzarztstellen und anderen Gelegenheiten nicht als Assistent, Arzt am
Krankenhaus und dgl. bezeichnen, da nach §§ 29[1]) und 147, Ziff. 3[2]) der Reichsgewerbeordnung die Beilegung solcher und ähnlicher Bezeichnungen, durch
die der Anschein erweckt wird, als handle es sich um einen approbierten Arzt,
unstatthaft und unter Strafe gestellt ist (M.J. 7. 12. 12. — M 20 473 —).

Wenn ein Medizinalpraktikant fristlos seine Beschäftigung abbricht oder
entlassen wird, kommt in zivilrechtlicher Hinsicht, da ein gewöhnliches Dienstverhältnis im Sinne des § 626 BGB. („Das Dienstverhältnis kann von jedem
Teile ohne Einhaltung einer Kündigungsfrist gekündigt werden, wenn ein
wichtiger Grund vorliegt") nicht anzunehmen sein dürfte, weil es sich nicht
um Dienste handelt, die wesentlich gegen Entgeld geleistet werden, die Anwendung des § 627 BGB. in Frage, welcher lautet:

„Hat der zur Dienstleistung Verpflichtete, ohne in einem dauernden Dienst-
verhältnisse mit festen Bezügen zu stehen, Dienste höherer Art zu leisten, die
auf Grund besonderen Vertrauens übertragen zu werden pflegen, so ist die
Kündigung auch ohne die im § 626 bezeichnete Voraussetzung zulässig.

Der Verpflichtete darf nur in der Art kündigen, daß sich der Dienstberechtigte
die Dienste anderweit beschaffen kann, es sei denn, daß ein wichtiger Grund
für die unzeitige Kündigung vorliegt. Kündigt er ohne solchen Grund zur
Unzeit, so hat er dem Dienstberechtigten den daraus entstehenden Schaden
zu ersetzen."

C. Bedingungen für die Zulassung von Praktikanten an Anstalten.

1. Bei Universitätskliniken, einschl. der Spezialkliniken für Augen-, Ohren-,
Hals- und Nasen-, Haut- usw. Kranke darf nur dann, wenn die durchschnittliche
Krankenzahl wenigstens 40 beträgt, ein und für jede weiteren 40 Kranken ein
weiterer Praktikant zugelassen werden.

---

[1]) Vgl. S. 62.
[2]) Vgl. S. 95 Fußnote 3.

2. Bei Universitätspolikliniken, einschließlich der Spezialpolikliniken, darf nur dann, wenn die durchschnittliche jährliche Krankenzahl 2000 beträgt, ein und für jede weiteren 2000 Kranke ein weiterer Praktikant zugelassen werden.

3. Bei Universitätskliniken, welche mit einer Poliklinik verbunden sind, findet Doppelrechnung statt in der Weise, daß auf jede 40 klinische und jede 2000 poliklinische Kranken je ein Praktikant zugelassen werden darf.

4. Die bei einem sonstigen medizinisch=wissenschaftlichen Universitäts= institut nach vollständig bestandener ärztlicher Prüfung absolvierte Zeit darf bis zu einem halben Jahre auf das Praktische Jahr angerechnet werden. Jedoch darf jedes dieser Institute gleichzeitig nicht mehr als einen Praktikanten beschäftigen. Zur Annahme eines weiteren Praktikanten ist die Genehmigung des Ministeriums einzuholen.

5. Selbständige medizinisch=wissenschaftliche Institute können in dem= selben Umfange, wie die unter 4 genannten Universitätsinstitute, zur An= nahme von Praktikanten ermächtigt werden.

6. Eine Einziehung von Honorar von den Praktikanten für die ihnen ge= währte Unterweisung während des Praktischen Jahres ist nicht zulässig.

Dem Ermessen der Kliniker ist es überlassen, ob sie Praktikanten in dem vorstehend bezeichneten Umfange zur Ablegung des Praktischen Jahres zu= lassen wollen. In dieser Beziehung wird namentlich in Betracht kommen, ob die Rücksichtnahme auf die Kranken die Annahme einer so großen Zahl gestattet, zumal da ohnehin neben den Assistenten zahlreiche Volontärassistenten, Famuli und fremde Ärzte, welche sich weiterbilden wollen, in den Kliniken zugelassen zu werden pflegen. Die obigen Höchstzahlen dürfen selbstverständlich nicht überschritten werden. (K.M. 10. 7. 05. — U I 48 M —.)

Kranken=
anstalten.

An Krankenanstalten soll die Ermächtigung zur Aufnahme von Medizinal= praktikanten in der Regel nur erteilt werden, wenn dieselben öffentliche sind und mindestens 50 Krankenbetten haben. Die Zahl von Praktikanten, welche an jeder einzelnen Krankenanstalt gleichzeitig höchstens aufgenommen werden darf, wird dergestalt festgesetzt, daß auf jeden Praktikanten bei der erfahrungs= gemäß normalen Belegungsziffer eine Mindestzahl von Kranken, und zwar in städtischen und Kreiskrankenhäusern etwa 40, in Stiftungs= und Vereins= krankenanstalten — Diakonissenhäusern, evangelischen, katholischen und israelitischen Krankenhäusern, Johanniterkrankenhäusern, Krankenanstalten vom Roten Kreuz — etwa 50, in Spezialkrankenanstalten — Augenheil= anstalten und dgl. — etwa 60, in Volksheilstätten für Lungenkranke etwa 100, in Provinzial=Irren=Heil= und Pflegeanstalten etwa 120 Kranke entfallen. Idioten= und Privat=Irren= und Nervenheil=Anstalten sind besonders sorg= fältig darauf zu prüfen, ob sie sich zur Annahme von Praktikanten eignen. In öffentlichen Entbindungs= sowie in Hebammenlehranstalten wird im all= gemeinen nicht mehr als ein Praktikant anzunehmen sein. Bei der Auswahl der Anstalten ist die normalmäßige Belegungsziffer zugrunde zu legen, außer= dem aber besonders auf die ganze Einrichtung, die Leitung und den Betrieb der Anstalt Rücksicht zu nehmen.

Was die Leitung betrifft, so sind diejenigen Krankenhäuser zu bevor= zugen, deren Leiter nach ihrer wissenschaftlichen Stellung und ihrer Persön= lichkeit zu der Erwartung berechtigen, daß sie es sich angelegen sein lassen werden, die Praktikanten nach Möglichkeit zu beschäftigen, zu eigener Tätigkeit anzuregen, zu regelmäßiger Untersuchung der Kranken und ihrer Se- und Exkrete anzuhalten und mit den Aufgaben und Pflichten auch des praktischen Arztes eingehend vertraut zu machen.

Was die Einrichtung der Anstalten betrifft, so verdienen diejenigen den Vorzug, welche nach hygienischen Grundsätzen erbaut und eingerichtet, mit den zur Durchführung der Asepsis und Antisepsis erforderlichen Geräten und Instrumenten ausgestattet sind und womöglich ein der Größe der Anstalt entsprechendes Laboratorium zur Ausführung einfacherer physiologisch-chemischer, mikroskopischer und bakteriologischer Untersuchungen zur Verfügung haben. Auch wird vor anderen diejenige Krankenanstalt den Vorzug verdienen, bei welcher eine wenn auch bescheidene medizinische Bibliothek mit Lesezimmer vorhanden ist.

Hinsichtlich des Betriebes ist zu bemerken, daß Anstalten, welche bei den regelmäßigen und unvermuteten Revisionen einen unordentlichen und unsauberen Eindruck machen oder sonst zu Ausstellungen Veranlassung geben, von der Annahme von Praktikanten je nach Umständen dauernd oder zeitweise auszuschließen sein werden.

Was die Bedingungen für die Annahme von Praktikanten betrifft, so wird daran festzuhalten sein, daß von den Praktikanten in der Regel weder eine Zahlung an die Anstalt noch auch ein Honorar an den ärztlichen Leiter gefordert werden soll, um die Kosten des ärztlichen Studiums nicht unnötig zu erhöhen.

Dagegen wird denjenigen Krankenanstalten, ihre sonstige Geeignetheit vorausgesetzt, der Vorzug zu geben sein, welche den Praktikanten als Äquivalent für die Unterstützung, die sie der Anstalt und deren Ärzten in der Behandlung und Pflege der Kranken und in der Anleitung und Unterweisung des Wärterpersonals leisten, gewisse Erleichterungen in Gestalt von freier Wohnung, freien Bädern, Beköstigung gegen Vorzugspreise usw. gewähren.

Daß die Krankenanstalten den Praktikanten auf diese Weise die Ableistung des Praktischen Jahres erleichtern, erscheint nicht unbillig, da sie von diesen durch die Besorgung eines ärztlichen Wachdienstes, die Führung der Krankenblätter, die Instruktion des Wärterpersonals und ähnliche Dienstleistungen eine wesentliche Erleichterung und Förderung des Dienstbetriebes der Anstalt erfahren. (K.M. 15. 4. 02. M 4855 U I.)

An selbständige medizinisch-wissenschaftliche Institute kann die Ermächtigung zur Aufnahme von Praktikanten nur erteilt werden, wenn dieselben anerkannten wissenschaftlichen Ruf genießen und über die entsprechenden Räumlichkeiten und Apparate sowie über ein genügendes Arbeitsgebiet verfügen, um die Beschäftigung von Praktikanten für diese erfolgreich gestalten zu können (K. M. 26. 7. 01 — M 2916 U I).

Als Bedingung für die Zulassung von Praktikanten an Krankenanstalten muß gefordert werden, daß die Zahl der Assistenzärzte mindestens derjenigen der Praktikanten gleichkommt (K.M. 24. 12. 10 — M 19 101 U I) und diese Assistenzärzte in der Anstalt wohnen.

Diejenigen preußischen Krankenanstalten und wissenschaftlichen Institute, welche die Ermächtigung zur Annahme von Medizinalpraktikanten zu erlangen wünschen, haben die Anträge mit einer gutachtlichen Äußerung des Kreisarztes an das Ministerium für Volkswohlfahrt durch den zuständigen Regierungspräsidenten (im Polizeibezirk Groß-Berlin: durch den Polizeipräsidenten) zu richten. Letzterer berichtet über die Verhältnisse in der Anstalt (Einrichtung, Betrieb und darüber, ob ein Assistenzarzt angestellt ist und in der Anstalt wohnt) unter Beifügung einer Übersicht nach folgendem Muster:

O r t	N a m e d e r A n s t a l t	Leitende Behörde usw.
1	2	3

Aufgabe und Zweck der Anstalt	Name des ärztlichen Leiters, bei selbständigen Abteilungen auch des Abteilungsleiters	Zahl der Assistenten	Pflegepersonen usw.	Bettenzahl	Zahl der Praktikanten	Vergünstigungen für Praktikanten
4	5	6	7	8	9	10

Muster. **Muster.**

Bescheinigung
über die
Zulassung zum Praktischen Jahre.

Nachdem der Kandidat der Medizin Herr ....
.... aus .... am ....
.... die ärztliche Prüfung vor der Prüfungskommission in .... mit der Zensur ....
bestanden hat, wird ihm hierdurch die Genehmigung erteilt, in das vorgeschriebene Praktische Jahr einzutreten.

........................, den .... 19...

Der Minister usw.

(Für die Ausfertigung wird in Preußen eine Stempelgebühr von 12 M. erhoben.)

Muster 5 (zu § 60 der Prüf.-Ord. für Ärzte).

Zeugnis
über die Ableistung des Praktischen Jahres
für den Kandidaten der Medizin ....

Dem Kandidaten der Medizin .... aus ....
.... wird hiermit bescheinigt, daß er nach vollständig bestandener ärztlicher Prüfung vom .... 1 .... bis zum ....
1...... [an $\frac{\text{der}}{\text{dem}}$ unten bezeichneten $\frac{\text{Universitätsklinik (-poliklinik)]}}{\text{Krankenhause}}$ unter meiner Aufsicht und Anleitung als Praktikant beschäftigt gewesen ist.

(Folgt eine nähere Würdigung der Art der Beschäftigung, wobei anzugeben ist, welchen Teil der bezeichneten Zeit der Kandidat vorzugsweise der Behandlung von inneren Krankheiten gewidmet hat, sowie inwieweit er in derselben seine praktischen Kenntnisse und Fähigkeiten vertieft und fortgebildet und ausreichendes Verständnis für die Aufgaben und Pflichten des ärztlichen Berufs gezeigt hat).

..........................., den .... 1.....

[Bezeichnung der Universitätsklinik (-poliklinik).]
des Krankenhauses.

[Direktor (Ärztlicher Leiter).]
(oder unter Fortfall von [ ]: Praktischer Arzt.)

(Stempel. In Ermangelung eines solchen empfiehlt sich polizeiliche Beglaubigung der Unterschrift.)

VI. Amtliches Verzeichnis

der zur Annahme von Praktikanten ermächtigten Krankenhäuser und medizinisch-wissenschaftlichen Institute [1) 2)].

Ort	Name der Anstalt	Zahl der anzunehmenden Praktikanten
I. Preußen		
Regierungsbezirk Königsberg		
Allenberg	Provinzial-Heil- und Pflegeanstalt	2
Königsberg i. Pr.	Städtisches Krankenhaus	7
"	Krankenhaus der Barmherzigkeit Diakonissenanstalt	3
"	St. Elisabeth-Krankenhaus	2
"	Chirurgisch-orthopädische Privatklinik	2
"	Privatklinik für Augenkranke	1
Pr. Holland	Johanniter-Krankenhaus	1
Rastenburg	Kreiskrankenhaus	1
Tapiau	Provinzial-Heil- und Pflegeanstalt	3
Regierungsbezirk Gumbinnen		
Goldap	Kreiskrankenhaus	1
Szittkehmen	Johanniter-Krankenhaus	1
Tilsit	Städtische Heilanstalt	1
Regierungsbezirk Allenstein		
Allenstein (Stadtwald)	Lungenheilstätte „Frauenwohl"	1
Allenstein	St. Marien-Hospital	1
Kortau	Provinzial-Heil- und Pflegeanstalt	3
Neidenburg	Johanniter-Kreiskrankenhaus	1
Regierungsbezirk Marienwerder		
Elbing	Städtisches Krankenhaus	2
Marienburg	Evangelisches Diakonissenhaus	1
Stadtgemeinde Berlin		
Berlin	a) Städtisches Krankenhaus im Friedrichshain	18
	b) Pathologisch-anatomische Abteilung dieses Krankenhauses	1
"	a) Städtisches Krankenhaus Moabit	18
	b) Pathologisch-anatomische Abteilung dieses Krankenhauses	1
"	a) Städtisches Krankenhaus Am Urban	13
	b) Pathologisch-anatomische Abteilung dieses Krankenhauses	1
"	a) Städtisches Rudolf-Virchow-Krankenhaus	28
	b) Pathologisch-anatomische Abteilung dieses Krankenhauses	1
	c) Bakteriologische Abteilung dieses Krankenhauses	1

[1]) Veröffentlicht im Zentralblatt für das Deutsche Reich 1921. Beilage zu Nr. 22, S. 413ff.
[2]) Über die Verhältnisse in den Krankenanstalten geben u. a. Aufschluß: das Krankenhauslexikon für das Deutsche Reich von Guttstadt (Verlag von Georg Reimer in Berlin) und das Handbuch der Krankenanstalten in Preußen (Verlag von Julius Springer in Berlin).

Ort	Name der Anstalt	Zahl der anzunehmenden Praktikanten
Berlin	Städtisches Kranken= haus, Gitschiner Straße 104/105	3
"	Städtisches Kaiser und Kaiserin Friedrich=Kinder Krankenhaus	3
"	Friedrich Wilhelm= Hospital und Siechenanstalt Fröbelstraße	1
"	Krankenstationen des Städtischen Ob= dachs Fröbel= straße 15	1
"	Krankenabteilung des Städtischen Waisenhauses und Kinderasyls	1
"	Zentraldiakonissen= haus Bethanien	5
"	Elisabeth=Kranken= u. Diakonissenhaus	2
"	Lazarus=Kranken= u. Diakonissenhaus	2
"	a) St. Hedwigs= Krankenhaus	6
"	b) Pathologisch=ana= tomische Abteilung dieses Kranken= hauses	1
"	a) Krankenhaus der jüdischen Ge= meinde	5
"	b) Pathologisch=ana= tomische Abteilung dieses Kranken= hauses	1
"	a) Augustahospital	3
"	b) Pathologisch=ana= tomische Abteilung dieses Hospitals	1
"	Paul Gerhardtstift, N Müllerstraße 56, 57a	2
"	Institut für Infek= tionskrankheiten „Robert Koch"	3
"	Berlin=Branden= burgische Krüppel= Heil= und Erzie= hungsanstalt, Am Urban 10/11	2
"	St. Maria=Viktoria= Heilanstalt, Karl= straße 28/30	2
"	Dr. Abels Privat= krankenanstalt für Frauenleiden und Geburtshilfe, Potsdamer Straße 92	1
"	Dr. Landaus Privat= krankenanstalt für Frauenleiden und Geburtshilfe	1
"	Dr. Straßmanns Privatkrankenan= stalt für Frauen= leiden und Ge= burtshilfe, Schu= mannstraße 18	1

Ort	Name der Anstalt	Zahl der anzunehmenden Praktikanten
Berlin	Privatklinik f. Hals=, Nasen=und Ohren= kranke, W Gen= thiner Straße 12	1
"	Ostkrankenhaus für Haut= und Ge= schlechtsleiden (Privatanstalt), Tilsiter Straße 22	2
"	Privatkrankenanstalt für Haut= usw. Krankheiten, Karlstraße 19	1

Außerdem in folgenden zur
Stadtgemeinde Berlin ein=
gemeindeten Ortschaften:

Ort	Name der Anstalt	Zahl der anzunehmenden Praktikanten
Buch bei Berlin	Irrenanstalt der Stadt Berlin	4
"	Hospital der Stadt Berlin	1
Buckow bei Berlin	a) Krankenhaus der ehem. Stadt Neu= kölln	20
	b) Pathologisch=ana= tomische Abteilung dieses Kranken= hauses	2
Berlin=Britz	Kreiskrankenhaus	3
Charlottenburg	a) Städtisches Kran= kenhaus Charlot= tenburg=Westend	14
	b Pathologisch=ana= tomische Abteilung dieses Kranken= hauses	1
"	Städtisches Kranken= haus, Kirchstraße	2
"	Städtisches Kranken= haus für Ge= burtshilfe, Sophie Charlotten=Straße	2
"	S.R. Dr. Edels Heil= anstalt für Ge= müts= und Nerven= kranke, Berliner Straße 17	2
"	Kaiserin Auguste Viktoria=Haus zur Bekämpfung der Säuglingssterb= lichkeit im Deut= schen Reiche, Moll= witzstraße=Frank= straße	2
Cöpenick	Kreiskrankenhaus	2
Berlin=Lankwitz	Privat=Heil= und Pflegeanstalt „Berolinum"	2
	Krankenhaus	6
Berlin=Lichten= berg	Städtisches Kranken= haus	3
"	Krankenabteilungdes Großen Friedrichs= Waisenhauses der Stadt Berlin	1
"	Lazarette des Ar= beitshauses, Ho= spital und Ver= pflegungsstation f.obdachloseKranke der Stadt Berlin	1

Ort	Name der Anstalt	Zahl der anzunehmenden Praktikanten
Berlin-Lichtenberg	Kaiserin Auguste Viktoria-Krankenhaus	1
"	Irrenhaus Herzberge der Stadt Berlin	4
Berlin-Lichterfelde	a) Stubenrauch-Kreiskrankenhaus	6
	b) Pathologische Abteilung dieses Krankenhauses	1
Berlin-Mariendorf	Krankenhaus „Marienheim"	1
Neukölln	Städtisches Krankenhaus Hasenheide 80/87	1
"	Brandenburgische Hebammenlehranstalt u. Frauenklinik	3
Berlin-Oberschöneweide	Königin Elisabeth-Hospital	2
Berlin-Pankow	Gemeindekrankenhaus	2
Berlin-Reinickendorf	a) Krankenhaus der ehemaligen Gemeinden Berlin-Reinickendorf, Berlin-Tegel, Berlin-Wittenau und Berlin-Rosenthal	2
	b) Pathologisch-anatomische Abteilung dieses Krankenhauses	1
Berlin-Schöneberg	a) Städtisches Auguste Viktoria-Krankenhaus	6
	b) Pathologische Abteilung dieses Krankenhauses	1
"	Maison de santé	2
"	St. Norbert Krankenhaus	1
Spandau	Städtisches Krankenhaus	2
Berlin-Rosenthal	Privat-Krankenhaus Norden	1
Berlin-Weißensee	Auguste Viktoria-Krankenhaus vom Roten Kreuz	2
"	Gemeinde-Säuglingskrankenhaus	2
Berlin-Wilmersdorf	Städtisches Krankenhaus	2
Berlin-Wittenau	Irrenanstalt Dalldorf sowie Heil- und Erziehungsanstalt der Stadt Berlin	4
Wuhlgarten bei Berlin	Anstalt für Epileptische der Stadt Berlin	4
Zehlendorf	„Haus Schönow", Heilstätte für Nervenkranke	2

Regierungsbezirk Potsdam

Ort	Name der Anstalt	Zahl der anzunehmenden Praktikanten
Beelitz	Heilstätte Beelitz	6
Belzig	Vereinsheilstätte Belzig	1
Brandenburg a. H.	Städtisches Krankenhaus	2
Eberswalde	Krankenhaus Auguste Viktoria-Heim	1
"	Landesirrenanstalt	2
Grabowsee bei Oranienburg	Lungenheilstätte Grabowsee	2
Hermannswerder bei Potsdam	Krankenhaus Hermannswerder (Hoffbauer-Stiftung)	1
Hohenlychen	Heilanstalten vom Roten Kreuz Hohenlychen: Lungenheilstätte für Kinder, Heilstätte f. knochen- und gelenktuberkulöse Kinder, Nachbehandlung tuberkulöser Kinder, Behandlung tuberkuloseverdächtiger Kinder, Mittelstandssanatorium für lungenkranke Frauen, Allgemeines Krankenhaus, Versuchsabteilung für heliotherapeutische Behandlung	2
Kalkberge (Mark)	Kreiskrankenhaus	1
Luckenwalde	Städtisches Krankenhaus	1
Nauen	Cecilie-Kreiskrankenhaus	1
Nowawes	Oberlin-Kreiskrankenhaus	1
Potsdam	Städtisches Krankenhaus	2
"	St. Josephs-Krankenhaus	1
Rathenow	Städtisches Krankenhaus	1
Sommerfeld (Osthavelland)	Waldhaus Charlottenburg, Kaiser Wilhelm-Jubiläumsstiftung 1913	1
Wilhelmshagen	Heilanstalt der Norddeutschen Holz-Berufsgenossenschaft	1

Regierungsbezirk Frankfurt a. O.

Ort	Name der Anstalt	Zahl der anzunehmenden Praktikanten
Clettwitz	Knappschaftskrankenhaus	2
Cottbus	Neues Städtisches Krankenhaus (Vereinigte Städtische und Thiemsche Heilanstalten)	4
Cottbuser Stadtforst bei Kolkwitz	Lungenheilstätte Cottbus bei Kolkwitz	1
Cüstrin	Neues städtisches Krankenhaus	1
Finsterwalde	Städt. Krankenhaus	1

Ort	Name der Anstalt	Zahl der anzunehmenden Praktikanten
Forst i. L.	Städtisches Krankenhaus	1
Frankfurt a. O.	Städtisches Krankenhaus	3
"	Diakonissenhaus „Lutherstift"	1
Guben	Städtisches Krankenhaus	1
"	Naёmi-Wilkestift, Krankenhaus und evangelisch-luth Diakonissenanstalt	1
Landsberg a. W.	Landesirrenanstalt	2
Landsberg a. W. (Stadt)	Städtisches Krankenhaus	1
Müllrose	Heilstätte der Ortskrankenkasse für den Gewerbebetrieb der Kaufleute, Handelsleute und Apotheker in Berlin	1
Senftenberg N. L.	Knappschaftskrankenhaus	1
Sonnenburg (Neumark)	Johanniter-Ordens-Krankenhaus	1
Sternberg (Neumark)	Lungenheilstätte der Stadt Berlin-Schöneberg	1
Trebschen	Lungenheilstätte Vollmarstiftung	1

Regierungsbezirk Stettin

Ort	Name der Anstalt	Zahl der anzunehmenden Praktikanten
Frauendorf	Kreiskrankenhaus	1
Stargard in Pommern	Städtisches Krankenhaus	1
Stettin	a) Neues Städtisches Krankenhaus in der Apfelallee	8
	b) Pathologisch-anatomische Abteilung dieses Krankenhauses	1
"	Rückenmühler Anstalten	2
"	Kinderheil- und Diakonissen-Anstalt	1
"	Provinzial-Hebammen-Lehranstalt und Frauenklinik	1
Stettin-Neutorney	Diakonissen- und Krankenhaus „Bethanien"	2
Treptow a. R.	Provinzial-Heilanstalt	2
Uckermünde	Provinzial-Heilanstalt	2

Regierungsbezirk Köslin

Ort	Name der Anstalt	Zahl der anzunehmenden Praktikanten
Kolberg	Neues Städtisches Krankenhaus	1
Köslin	Kaiser Wilhelm-Krankenhaus	1
Lauenburg in Pommern	Provinzial-Heilanstalt	3
Polzin	Johanniter-Krankenhaus	1
Stolp	Neues städtisches Krankenhaus	2

Regierungsbezirk Stralsund

Ort	Name der Anstalt	Zahl der anzunehmenden Praktikanten
Stralsund	Städtisches Krankenhaus	2
"	Provinzial-Heilanstalt	2

Regierungsbezirk Breslau

Ort	Name der Anstalt	Zahl der anzunehmenden Praktikanten
Breslau	Krankenhospital zu Allerheiligen	15
"	Wenzel-Hankesches Krankenhaus	8
"	Städtische Heilstalt für Nerven- und Gemütskranke	2
"	Heilanstalt für Unfallverletzte, G. m. b. H.	1
"	Krankenhaus der Landesversicherungsanstalt Schlesien	3
"	Evangelisch-lutherische Diakonissenanstalt Bethanien	2
"	Krankenhaus der Barmherzigen Brüder	3
"	Mutterhaus der Grauen Schwestern und St. Josef-Krankenhaus	2
"	Krankenhaus der Elisabethinerinnen	2
"	St. Georgs-Krankenhaus	3
"	Augusta-Hospital	1
"	Israelitische Krankenverpflegungsanstalt	3
"	Provinzial-Hebammenlehranstalt und -Frauenklinik	1
"	Städtisches Säuglingsheim	3
Brieg	Provinzial-Heil- und Pflegeanstalt	2
Freiburg i. Schl.	Provinzial-Heil- und Pflegeanstalt	3
Görbersdorf	Dr. Brehmersche Heilanstalten	2
"	Dr. Weickers Volkssanatorium „Krankenheim"	2
Herrnprotsch	Heil- und Pflegeanstalt	2
Leubus	Provinzial-Heil- und Pflegeanstalt	2
Neurode	Knappschaftslazarett	1
Scheibe	Barmherziges Krankenstift	1
Waldenburg i. Schl.	Knappschaftslazarett	1

Regierungsbezirk Liegnitz

Ort	Name der Anstalt	Zahl der anzunehmenden Praktikanten
Birkenhof (Gutsbez. Baumgarten)	Privat-Nervenheilanstalt Birkenhof bei Greiffenberg (Schles.)	1
Bunzlau	Provinzial-Heil- und Pflegeanstalt	2

Ort	Name der Anstalt	Zahl der anzunehmenden Praktikanten
Görlitz	Stadtkrankenhaus	2
"	Dr. Kahlbaums Heilanstalt für Nerven- und Geisteskranke	1
Grünberg	Krankenhaus des Diakonissen-Mutterhauses Bethesda	1
Hirschberg	Stadtkrankenhaus	1
Hohenwiese	Genesungsheim	1
"	Genesungsheim Buchwald	1
Landeshut	Kaiserin Auguste Victoria-Volksheilstätte	1
Liegnitz	Städtisches Krankenhaus und Kreißler-Stiftung (beides verbunden)	1
"	Krankenhaus der grauen Schwestern St. Georgenstift	1
Lüben i. Schl.	Provinzial-Heil- und Pflegeanstalt	2
Nieder Schreiberhau	Heilstätte Moltkefels der Pensionskasse für die Arbeiter der Preußisch-Hessischen Eisenbahngemeinschaft	1
Plagwitz a. Bober	Provinzial-Heil- und Pflegeanstalt	3
Schmiedeberg (Riesengeb.)	Genesungsheim	1
Warmbrunn	St. Hedwigs-Krankenhaus	1

Regierungsbezirk Oppeln

Ort	Name der Anstalt	Zahl der anzunehmenden Praktikanten
Beuthen O.Schl., Bielschowitz Hindenburg, Kattowitz, Königshütte, Laurahütte, Myslowitz, Ruda, Rybnik, Rydultau, Tarnowitz	11 Knappschaftslazarette in den nebenstehend angegebenen Orten sowie eine Augenheilanstalt und eine Ohrenheilanstalt in Kattowitz	12
Beuthen O.Schl.	Hygienisches Institut	1
"	Städtisches Krankenhaus	1
"	Krüppelheim zum hl. Geist	1
Bogutschütz	Krankenhaus der Barmherzigen Brüder	1
Gleiwitz	Städtisches Krankenhaus	1
Hindenburg O.Schl.	Auguste Victoria-Krankenhaus	1
Kattowitz	Städtisches Krankenhaus	1
Königshütte O.Schl.	Städtisches Krankenhaus	1
Kreuzburg O.Schl.	Provinzial-Heil- und Pflegeanstalt	3
Loslau	Volksheilstätte für Lungenkranke	1

Ort	Name der Anstalt	Zahl der anzunehmenden Praktikanten
Lublinitz	Provinzial-Heil- und Pflegeanstalt	2
Oppeln	Provinzial-Hebammenlehranstalt und -Frauenklinik	1
"	St. Adalbert-Hospital	1
Ratibor	Städtisches Krankenhaus	2
Rybnik	Provinzial-Heil- und Pflegeanstalt	2
Slawentzitz	Fürst August-Krankenhaus	1
Tost O.Schl.	Provinzial-Heil- und Pflegeanstalt	2

Regierungsbezirk Magdeburg

Ort	Name der Anstalt	Zahl der anzunehmenden Praktikanten
Aschersleben	Städtisches Krankenhaus	1
Halberstadt	Salvator-Krankenhaus	2
Magdeburg	Städtisches Krankenhaus Altstadt	8
"	a) Städtisches Krankenhaus Sudenburg	7
"	b) Pathologisch-anatomische Abteilung dieses Krankenhauses	1
"	Kahlenberg-Stiftung	1
"	Landes-Frauenklinik	1
Quedlinburg	Städtisches Krankenhaus	1
Salzwedel	Kreiskrankenhaus	1
Uchtspringe	Landes-Heilanstalt	2
Wernigerode	Kreiskrankenhaus	1

Regierungsbezirk Merseburg

Ort	Name der Anstalt	Zahl der anzunehmenden Praktikanten
Altscherbitz	Landes-Heilanstalt	2
Carlsfeld b. Brehna	Knappschafts-Krankenhaus Carlsfeld	1
Halle a. S.	Bergmannstrost	6
"	St. Elisabeth-Krankenhaus	2
"	Evang. Diakonissenhaus	3
"	Privat-Krankenanstalt Weidenplan	1
"	Privatklinik für orthopädische Chirurgie u. Krüppel-Heil- u. Bildungsanstalt für den Regierungsbezirk Merseburg	1
Hohenmölsen	Knappschaftskrankenhaus	1
Merseburg	Städtisches Krankenhaus	1
Naundorf	Knappschafts-Krankenhaus Lauchhammer	1
Nietleben bei Halle a. S.	Landes-Heilanstalt	2
Schkeuditz	Unfall-Nervenheilanstalt „Bergmannswohl"	1
Torgau	Stadtkrankenhaus	1

Ort	Name der Anstalt	Zahl der anzunehmenden Praktikanten
Weißenfels	Städtisches Krankenhaus	1
Wolfen	Krankenanstalten der A.-G. für Anilinfabrikation	1
Zeitz	Städtisches Krankenhaus	2

Regierungsbezirk Erfurt

Ort	Name der Anstalt	Zahl der anzunehmenden Praktikanten
Bleicherode	Wilhelm und Auguste Viktoria-Krankenhaus	1
Erfurt	Städtisches Krankenhaus	1
"	Katholisches Krankenhaus	3
Mühlhausen (Thür.)	Städtisches Krankenhaus	1
Nordhausen	Städtisches Krankenhaus	1
Pfafferode bei Mühlhausen (Thür.)	Landes-Heilanstalt	2

Regierungsbezirk Schleswig

Ort	Name der Anstalt	Zahl der anzunehmenden Praktikanten
Altona	a) Städtisches Krankenhaus	10
	b) Pathologisch-anatomische Abteilung dieses Krankenhauses	1
"	Altonaer Kinderhospital	1
"	Krankenhaus und Kinderhospital der Diakonissenanstalt	12
Flensburg	Diakonissenanstalt	2
"	St. Franziskus-Krankenhaus	1
Kiel	a) Städtische Krankenanstalt	4
	b) Pathologisch-anatomische Abteilung dieser Krankenanstalt	1
"	Anschar-Krankenhs.	2
"	Chirugische Privatheilanstalt des Dr. Neuber	1
Neumünster	Städtisches Krankenhaus	3
Neustadt i. Holst.	Provinzial-Heil- und Pflegeanstalt	2
Rendsburg	Städtisches Krankenhaus	1
Schleswig	Provinzial-Heil- und Pflegeanstalt	2
"	Städtisches Krankenhaus	1
Wandsbek	Städtisches Krankenhaus	1

Regierungsbezirk Hannover

Ort	Name der Anstalt	Zahl der anzunehmenden Praktikanten
Hameln	Städt. Krankenhaus	1
Hannover	a) Städtisches Krankenhaus I	5
	b) Pathologisches und bakteriologisches Institut dieses Krankenhauses	1
Hannover	Henriettenstift	1
"	Clementinenhaus	1
"	Israelitisches Krankenhaus	1
"	Kinderheilanstalt	1
"	Provinzial-Hebammenlehranstalt	1
Hannover-Linden	Krankenhaus II der Stadt Hannover	2
" "	Stadtkrankenhaus Siloah	1
Marienwerder Gutsbez.	Lungenheilstätte Heidehaus bei Hannover	1

Regierungsbezirk Hildesheim

Ort	Name der Anstalt	Zahl der anzunehmenden Praktikanten
Goslar	Vereinskrankenhaus	1
Hildesheim	Städtisches Krankenhaus	3
"	St. Bernwards-Krankenhaus	1
.,	Provinzial-Heil- und Pflegeanstalt	2
St. Andreasberg	Heilstätte Glückauf	1
"	Heilstätte Oderberg-Gebhardsheim	1

Regierungsbezirk Lüneburg

Ort	Name der Anstalt	Zahl der anzunehmenden Praktikanten
Celle	Provinzial-Hebammenlehranstalt und Frauenklinik	1
Harburg	Städtisches Krankenhaus	4
Ilten	Privat-Heil- und Pflegeanstalt für Gemütskranke	2
Lüneburg	Städtisches Krankenhaus	2
"	Provinzial-Heil- und Pflegeanstalt	2

Regierungsbezirk Stade

Ort	Name der Anstalt	Zahl der anzunehmenden Praktikanten
Hammersbeck bei Blumenthal (Hann.)	Kreiskrankenhaus	1
Geestemünde	Städtisches Krankenhaus	1

Regierungsbezirk Osnabrück

Ort	Name der Anstalt	Zahl der anzunehmenden Praktikanten
Osnabrück	Städtisches Krankenhaus	2
"	Marien-Hospital	1
"	Provinzial-Heil- und Pflegeanstalt	2
"	Provinzial-Hebammenlehranstalt	1

Regierungsbezirk Münster

Ort	Name der Anstalt	Zahl der anzunehmenden Praktikanten
Buer (Westf.)	St. Marien-Hospital	2
Buer-Erle	St. Elisabethstift	1
Buer-Resse	Hedwigskrankenhaus	1
Gladbeck	St. Barbara-Hospital	2
Hövel	St. Josephs-Krankenhaus	1
Horst-Emscher	St. Josefs-Hospital	1
Lengerich	Provinzial-Heilanstalt	1

Ort	Name der Anstalt	Zahl der anzunehmenden Praktikanten
Münster (Westf.)	Clemens-Hospital, Städtisches Krankenhaus	4
"	St. Franziskus-Hospital	1
"	Evangelisches Krankenhaus Johannisstift	1
"	Orthopädische Heilanstalt „Hüffer-Stiftung"	2
"	Provinzial-Heilanstalt	1
Recklinghausen	Prosper-Hospital	1
"	Knappschaftskrankenhaus II	3
Recklinghausen-Süd	Elisabethstift	1

Regierungsbezirk Minden

Ort	Name der Anstalt	Zahl der anzunehmenden Praktikanten
Bielefeld	Städtisches Krankenhaus	2
"	St. Franziskus-Hospital	1
Gadderbaum	von Bodelschwinghsche Anstalten	8
Gütersloh	Provinzial-Heilanstalt	1
"	Krankenhaus Barthsche Stiftung	1
Lippspringe	Lungenheilstätte I und II, Auguste Viktoria-Stift	1
Minden (Westf.)	Städtisches Krankenhaus	1
Oeynhausen	Johanniter-Hospital	1
Paderborn	Landeshospital	1
"	St. Vincenz-Krankenhaus	1
"	Landes-Frauenklinik Paderborn	1

Regierungsbezirk Arnsberg

Ort	Name der Anstalt	Zahl der anzunehmenden Praktikanten
Altena	Johanniter-Krankenhaus	1
Aplerbeck	Provinzial-Heilanstalt	1
Ambrock	Märkische Volksheilstätte	1
Beringhausen	Auguste Viktoria-Knappschafts-Heilstätte	1
Bochum	Augusta-Krankenanstalt	3
"	Elisabeth-Hospital	3
"	Bergmannsheil in Wiemelhausen	4
"	St. Josefs-Hospital	2
"	Provinzial-Hebammenlehranstalt	1
Castrop	Kath. St. Rochus-Hospital	1
Dortmund	a) Luisenhospital — Städtisches Krankenhaus —	7
	b) Pathologisch-anatomische Abteilung dieses Hospitals	1

Ort	Name der Anstalt	Zahl der anzunehmenden Praktikanten
Dortmund	Krankenhaus der Barmherz. Brüder	4
"	Säuglingsheim des Vereins für Säuglingsfürsorge	1
"	St. Johannishospital	3
"	Städtisches Wöchnerinnenheim Dudenstift	1
Eickelborn	Provinzial-Heil- und Pflegeanstalt	1
Gelsenkirchen	Katholisches Krankenhaus „Marienhospital"	3
"	Evangelisches Krankenhaus	2
"	Knappschafts-Krankenhaus I	3
"	Institut für Hygiene und Bakteriologie	2
Gelsenkirchen	Städtisches Säuglingsheim	1
Gevelsberg	Städtisches Krankenhaus	2
Hagen	Städtisches Krankenhaus	2
"	St. Josephs-Hospital	1
"	St. Marien-Hospital	1
Hamm	Städtisches Krankenhaus	2
"	St. Marien-Hospital	1
Haspe	Katholisches Krankenhaus zum heiligen Geist	1
"	Evangelisches Krankenhaus	1
Hellersen	Volksheilstätte Hellersen bei Lüdenscheid	1
Herne	St. Marien-Hospital	1
"	Evangelisches Krankenhaus	1
Hombruch	St. Marien-Hospital	1
Hörde	Evangelisches Krankenhaus Bethanien	1
	St. Josephs-Hospital	1
Iserlohn	Evangelisches Krankenhaus Bethanien	1
Langendreer	Gemeindekrankenhaus	1
Lippstadt	Dreifaltigkeitshospital	1
Lüdenscheid	Städtisches Krankenhaus	1
Niedermarsberg	Provinzial-Heilanstalt	1
Siegen	Städtisches Krankenhaus	1
	Marienhospital	1
Warstein	Provinzial-Heilanstalt	1
Witten	Evangelisches Diakonissenhaus der Grafschaft Mark	2
"	Marienhospital	1

Regierungsbezirk Cassel

Ort	Name der Anstalt	Zahl der anzunehmenden Praktikanten
Cassel	Landkrankenhaus	4
"	Hessisches Diakonissenhaus	1

Ort	Name der Anstalt	Zahl der anzunehmenden Praktikanten
Cassel	Krankenhaus vom Roten Kreuz	1
"	Marienkrankenhaus	1
"	Elisabeth-Krankenhaus	1
Fulda	Landkrankenhaus	3
Haina	Landeshospital	2
Hanau	Landkrankenhaus	2
"	St. Vincenz-Krankenhaus	1
Hersfeld	Landkrankenhaus	1
Marburg	Landesheilanstalt	2
Melsungen	Heilstätte Stadtwald	1
Merxhausen	Landeshospital	2
Oberkaufungen	Heilstätte	1

Regierungsbezirk Wiesbaden

Ort	Name der Anstalt	Zahl der anzunehmenden Praktikanten
Eichberg	Landes-Heil- und Pflegeanstalt	2
Frankfurt a.M.¹)	Hospital zum heiligen Geist	6
"	Bürgerhospital	2
"	Städtisches Krankenhaus Ost	1
"	Städtisches Krankenhaus Sandhof	2
"	Marienkrankenhaus	5
"	Krankenhaus der israelitischen Gemeinde	3
"	Institut für experimentelle Therapie	1
"	Privatkrankenanstalt für Zuckerkranke u. diätetische Heilbehandlung von Sanitätsrat Dr. Lampé	1
Herborn	Landes-Heil- und Pflegeanstalt	1
Höchst a. M.	Städtisches Krankenhaus	2
Bad Homburg v. d. H.	Allgemeines Krankenhaus	1
Köppern i. T.	Nervenheilanstalten Hüttenmühle-Neuefeld der Stadt Frankfurt a. M.	1
Limburg a. d. L.	St. Vinzenz-Hospital	1
Ruppertshain im Taunus	Lungenheilstätte	1
Weilmünster	Landes-Heil- und Pflegeanstalt	1
Wiesbaden	a) Städtisches Krankenhaus	7
"	b) Pathologische Abteilung dieses Krankenhauses	1
"	St. Josephs-Hospital	1

¹) Die zur Universität Frankfurt a. M. gehörenden städtischen und Stiftungs-Krankenanstalten und medizinisch-wissenschaftlichen Institute sind Universitäts-Kliniken und -Institute im Sinne der §§ 59 und 61 Abf. 2 der Prüfungsordnung für Ärzte.

Ort	Name der Anstalt	Zahl der anzunehmenden Praktikanten
Wiesbaden	Diakonissenhaus Paulinenstift	1
"	Augenheilanstalt für Arme	1

Regierungsbezirk Coblenz

Ort	Name der Anstalt	Zahl der anzunehmenden Praktikanten
Ahrweiler	Dr. von Ehrenwallsche Kuranstalt für Nerven- und Gemütskranke	1
Andernach	Provinzial-Heil- und Pflegeanstalt	2
Coblenz	Städtisches Hospital	4
"	Krankenhaus der Barmherzigen Brüder	1
"	St. Martinskrankenhaus	1
Ehringshausen	Kaiserin Augusta-Viktoria-Haus	2
Kreuznach	Zentralkrankenhaus des II. Rheinischen Diakonissen-Mutterhauses	1
"	Krankenhaus St. Marien-Wörth	1
Neuwied	Krankenhaus des Frauenvereins Neuwied	1
Waldbreitbach	Volksheilstätte für weibliche Lungenkranke	1
Waldhof-Elgershausen	Lungenheilanstalt	1

Regierungsbezirk Düsseldorf

Ort	Name der Anstalt	Zahl der anzunehmenden Praktikanten
Barmen	Städtisches Krankenhaus	5
"	Städtisches Kinderkrankenhaus	1
"	St. Petrus-Krankenhaus	1
"	Säuglingsheim	1
Bedburg-Hau	Provinzial-Heil- und Pflegeanstalt	3
Cleve	St. Antonius-Hospital	1
Crefeld	Allgem. städtisches Krankenhaus	4
"	St. Josephs-Krankenhaus	1
Dinslaken	Evangelisches Krankenhaus	1
Duisburg	Diakonenkrankenhaus, evangelisch	1
"	St. Vincenz-Krankenhaus	3
" -Hochfeld	Krankenhaus Bethesda	2
" -Laar	St. Josephs-Hospital	2
" -Meiderich	St. Elisabeth-Hospital	1
" "	Evangelisches Kaiser-Wilhelm-Krankenhaus	1

Die zur Akademie für praktische Medizin in Düsseldorf vereinigten Krankenanstalten und Institute:

Ort	Name der Anstalt	Zahl der anzunehmenden Praktikanten
Düsseldorf	Allgemeine städtische Krankenanstalten: Chirurgische Klinik mit äußerer Infektionsabteilung / Medizinische Klinik / Klinik für Haut- und Geschlechtskrankheiten / Klinik für Augenkrankheiten / Klinik für Hals-, Nasen- und Ohrenkrankheiten / Geburtshilfliche u. Frauenklinik / Klinik für Kinderkrankheiten mit inneren Infektionsabteilungen / Institut für allgemeine Pathologie, pathologische Anatomie u. Bakteriologie / Biochemisches Institut	20
"	Städtisches Hilfskrankenhaus „Kolpinghaus"	1
"	Marienhospital	4
"	Evangelisches Krankenhaus	3
"	Maria Theresia-Hospital (Karmelitessenkloster)	2
Düsseldorf-Grafenberg	Provinzial-Heil- und Pflegeanstalt	3
Düsseldorf-Heerdt	Krankenhaus der Dominikanerinnen	1
Düsseldorf-Rath	Augusta-Krankenhaus	1
Elberfeld	Städtisches Krankenhaus	5
"	St. Josephs-Hospital, katholisch	1
"	Hospital des Vaterländischen Frauenvereins	1
"	Bethesda-Krankenhaus, evangelisch	1
"	Provinzial-Hebammenlehranstalt	1
Essen (Ruhr)	Städtische Krankenanstalten	18
"	Evangelisches Krankenhaus, Huyssen-Stiftung	3
"	Fried. Kruppsches Krankenhaus	3
"	Kathol. Elisabeth-Krankenhaus der Barmherzigen Schwestern	4
Essen-Borbeck	Philippusstift	1
Friermersheim (Niederrhein)	Bertha-Krankenhaus der Friedrich-Alfred-Hütte	1
Galkhausen	Provinzial-Heil- und Pflegeanstalt	3
Hamborn	St. Johannes-Hospital	2

Ort	Name der Anstalt	Zahl der anzunehmenden Praktikanten
Hehn	Heilstätte d. Stadt München-Gladbach „Louise-Gueury-Stiftung"	1
Holsterhausen bei Werden (Ruhr)	Lungenheilstätte	1
Homberg (Rhein)	St. Johannis-Stift	1
Hösel bei Düsseldorf	Lungenheilstätte der Stadt Düsseldorf	1
Johannistal bei Süchteln	Provinzial-Heil- und Pflegeanstalt	2
Kaiserswerth	Diakonissenkrankenhaus, evangelisch	1
Leichlingen	Heilstätte Roderbirken	1
Mörs	Krankenhaus Bethanien	1
Mülheim (Ruhr)	Evangelisches Krankenhaus	2
"	St. Marien-Hospital	2
"	Städtische Augenheilanstalt (Leonhard Stinnes-Stiftung)	1
München-Gladbach	Evang. Krankenhaus Bethesda	1
"	Katholisches Krankenhaus mit Lungenheilstätte Franziskuzhaus Windberg	3
Neuß	Städtisches Krankenhaus	1
Oberhausen	Evangelisches Krankenhaus	2
"	St. Josephs-Hospital	1
Ohligs	Städtisches Krankenhaus (Wilhelm-Augusta-Stiftung)	1
Remscheid	Städtische Krankenanstalten (Kaiser Wilhelm-Auguste-Victoria-Stiftung)	3
Rheydt	Städtisches Krankenhaus	2
Ronsdorf	Lungenheilstätte	1
Stoppenberg	St. Vincenz-Hospital	1
Viersen	Allgemeines Krankenhaus	1
Wald (Rhld.)	Gemeinsames Krankenhaus d. Städte Solingen, Wald, Gräfrath und Höhscheid	4
Werden-Land	Heilstätte Holsterhausen	1

Regierungsbezirk Köln

Ort	Name der Anstalt	Zahl der anzunehmenden Praktikanten
Beuel	St. Joseph-Hospital	2
Bonn	Friedrich Wilhelm-Stiftung	3
"	St. Johannis-Hospital	3
"	Krankenhaus der Barmherzigen Brüder, Bonnertalweg	3
"	St. Marien-Hospital am Venusberg	2
"	Herz Jesu-Hospital	1

Ort	Name der Anstalt	Zahl der anzunehmenden Praktikanten
Bonn	Provinzial-Heil- und Pflegeanstalt	2
"	Dr. Hertz'sche Privat-Heil-u.Pflegeanstalt	1
Denklingen	Lungenheilstätte der Landesversicherungsanstalt	1
Honnef	Lungenheilstätte Rheinland	1
Köln¹)	St. Marien-Hospital	1
"	St. Vincenz-Haus	3
"	St. Antonius-Krankenhaus in Köln-Bayenthal	1
"	Dreifaltigkeitskrankenhaus der Dominikanerinnen in Köln-Braunsfeld	1
"	Hospital in Köln-Deutz	2
"	Chir.-orthop. Heilanstalt Vincenzheim in Köln-Ehrenfeld	1
"	St. Franziskus-Hospital in Köln-Ehrenfeld	1
"	Israelitisches Asyl (Krankenabteilung) in Köln-Ehrenfeld	2
"	St. Joseph-Hospital in Köln-Kalk	1
"	Evangelisches Krankenhaus in Köln-Kalk	2
"	Alexianer-Krankenhaus in Köln-Lindenthal	1
"	Evangelisches Krankenhaus in Köln-Lindenthal	2
"	St. Vincenz-Hospital in Köln-Nippes	1
"	Städtisches Krankenhaus in Köln-Mülheim/Rh.	3
"	Dreikönigenhospital in Köln-Mülheim Rh.	2
Pützchen	Heilanstalt für Nerven- und Gemütskranke	1
Rosbach a. d. Sieg	Stadtkölnische Auguste Victoria-Stiftung (Volksheilstätte)	1

Regierungsbezirk Trier

Ort	Name der Anstalt	Zahl der anzunehmenden Praktikanten
Dillingen	Knappschaftslazarett der Dillinger Hüttenwerke	2
Merzig	Provinzial-Heil- und Pflegeanstalt	2
Neunkirchen	Knappschaftslazarett	2
Quierschied	Knappschaftskrankenhaus	2
Saarbrücken	Neues Krankenhaus der Hospitalstiftung	3
"	Krankenhaus des Knappschaftsvereins der Burbacher Hütte	1
"	Institut für Hygiene und Infektionskrankheiten	2
"	Dr. Schoenemann's Privat-Augenheilanstalt	1
Sonnenberg	Lungenheilstätte	1
Sulzbach	Knappschaftslazarett	1
Trier	Krankenhaus der Vereinigten Hospitien	1
"	Krankenhaus der Barmherzigen Brüder	1
Völklingen	Knappschaftskrankenhaus	2
"	Krankenhaus der Krankenkasse der Röchling'schen Eisen- und Stahlwerke	1

Regierungsbezirk Aachen

Ort	Name der Anstalt	Zahl der anzunehmenden Praktikanten
Aachen	Mariahilf-Hospital	2
"	a) Elisabeth-Krankenhaus	2
"	b) Pathologisch-anatomische Abteilung dieses Krankenhauses	1
"	Luisenhospital	2
"	Forster Krankenhaus	2
Aachen-Burtscheid	Marienhospital	2
Bardenberg	Knappschaftslazarett	2
Düren	Provinzial-Heil- und Pflegeanstalt	2
"	Städtisches Krankenhaus	2

Regierungsbezirk Sigmaringen

Ort	Name der Anstalt	Zahl der anzunehmenden Praktikanten
Sigmaringen	Fürst Karl-Landesspital	1

II. Bayern

Ort	Name der Anstalt	Zahl der anzunehmenden Praktikanten
Achdorf	Distriktskrankenhaus	1
Amberg	Marienspital	2
Ansbach	Kreis-Irrenanstalt Ansbach	2—3
"	Städtisches Krankenhaus	1
Aschaffenburg	Städtisches Krankenhaus	2
Augsburg	Städtisches Krankenhaus	5
"	Dr. Mayrs Augenheilanstalt	1
"	Städtische Kinderheilanstalt mit Säuglingsheim Augsburg	1

¹) Die zur Universität Köln gehörenden städtischen und Stiftungs-Krankenanstalten und medizinisch-wissenschaftlichen Institute sind Universitäts-Kliniken und Institute im Sinne der §§ 59 und 61, Abs. 2 der Prüfungsordnung für Ärzte.

= 55 =

Ort	Name der Anstalt	Zahl der anzunehmenden Praktikanten
Bamberg	Allgemeines Krankenhaus	4—5
"	Heil- und Pflegeanstalt St. Getreu	1
Bayreuth	Städtisches Krankenhaus	2
"	Dr. Würzburger's Kuranstalten: 1. Sanatorium „Herzoghöhe" für Gemütskranke 2. Kurhaus „Mainschloß" f. Nervenkranke u. Erholungsbedürftige	1
"	Oberfr. Heil- und Pflegeanstalt	1
Bischofsgrün	Lungenheilstätte Bischofsgrün	1
Coburg	Landkrankenhaus	2
Ebenhausen	Sanatorium u. Kurheim Ebenhausen	1
Eglfing (bei München)	Oberbayerische Heil- und Pflegeanstalt Eglfing bei München	2
Engelthal	Heilstätte bei Engelthal für männliche Lungenkranke	1
Erlangen	Bakteriologische Untersuchungsanstalt	1
"	I. Kreis-Irrenanstalt von Mittelfranken	2
Frankenthal	St. Elisabethen-Hospital	2
"	Kreis-Kranken- und Pflegeanstalt	3—4
Freising	Städtisches Krankenhaus	1
Fürth (Fürther Stadtwald)	Heilstätte Fürth	1
Gabersee	Oberbayerische Heil- und Pflegeanstalt Gabersee	1
Georgensgmünd	Sanatorium für chirurgische und Lungentuberkulose in einem Haushalt betrieben mit dem Gemeindekrankenhause Georgensgmünd	1
Günzburg	Schwäbische Kreis-Heil- und Pflegeanstalt Günzburg	1
Haar	Oberbayerische Heil- und Pflegeanstalt Haar	2
Hausham	Knappschaftskrankenhaus Hausham	1
Hausstein, Gemeinde Nadling, B.-A. Deggendorf	Sanatorium auf dem Hausstein	1
Hof	Städtisches Krankenhaus	1
Homburg (Pfalz)	Heil- und Pflegeanstalt	2
Hoyren	Verbandskrankenhaus Lindau	1
Immenstadt	Distriktskrankenhaus Immenstadt	1
Ingolstadt	Städtisches Krankenhaus	1
Kaiserslautern	Distriktskrankenhaus	2
Kaufbeuren	Heil- und Pflegeanstalt	2
Kempten	Distriktsspital	2
Kitzingen	Städtisches Krankenhaus	1
Klingenmünster	Heil- u. Pflegeanstalt	4—5
Krailling	Volksheilstätte bei Planegg	1
Kulmbach	Städtisches Krankenhaus	1
Landsberg	Städtisches und Distriktskrankenhaus	1
Landshut	Städtisches Krankenhaus Landshut	1
Lohr	Heil- u. Pflegeanstalt Lohr a. M.	1
Ludwigshafen a. Rh.	Städtisches Krankenhaus	4
Memmingen	Städtisches Krankenhaus	1
München	Bakteriologische Untersuchungsanstalt	1
"	Hebammenschule	1
"	Städtisches allgemeines Krankenhaus, München l. J.	32
"	Städtisches allgemeines Krankenhaus, München r. J.	10
"	Pathologisches Institut des Städtischen Krankenhauses München r. J.	2
"	„Mütterheim" des Vereins Mutterschutz	1
"	Städtisches Krankenhaus, München-Schwabing a) Chirurgische Abteilung	5
	b) I. medizinische Abteilung	6
	c) II. medizinische Abteilung	6
	d) Abteilung für Haut- und Geschlechtskranke (III. medizinische Abteilung)	5
	e) Kinderabteilung	2
	f) Prosektur	2
"	Städtisches Sanatorium Harlaching (Abteilung für Lungentuberkulose)	1
München (Nymphenburg)	Krankenanstalt des III. Ordens	2
München (Harlachingerstr. 12)	Orthopädische Klinik bei der Landesanstalt für krüppelhafte Kinder in München	2

Ort	Name der Anstalt	Zahl der anzunehmenden Praktikanten
München	Krankenpflegerinnen- und Heilanstalt des Bayerischen Frauenvereins vom Roten Kreuz	2
"	Säuglingsheim München	1
" (Fürstenrieberstr.)	Nervenheilanstalt Neufriedenheim	1
München (Herzog Wilhelm-Str. 19)	Schlössersche Augenheilanstalt	1
München (Romanstr. 11)	Kuranstalt Neuwittelsbach	
München (Winthirstr. 24)	Maria Ludwig Ferdinand-Anstalt	1
München (Hubertusstr. 30)	Chirurgische Heilanstalt von Dr. Krecke	1
München (Mandlstr. 2)	Carolinum, Privatklinik von Dr. Heldrich	1
Neustadt a. H.	Städtisches Krankenhaus Hetzelstift	1
Nürnberg	Städtisches Krankenhaus	14
"	Pathologisches Institut des allgem. Städtischen Krankenhauses	1
"	Cnopf'sches Kinderspital, E. V.	2
"	Maximilians-Augenheilanstalt	1
Pasing	Distriktskrankenhaus für den Distrikt München I. J.	1
Passau	Städtisches Krankenhaus	1
"	Chirurgisch-frauenärztliche Heilanstalt Dr. Deidesheimer	1
Pirmasens	Städtisches Krankenhaus	2
Regensburg	Evangelisches Krankenhaus	1
"	Katholisches Krankenhaus	1—2
"	Oberpfälzische Heil und Pflegeanstalt	1
Rosenheim	Städtisches Krankenhaus	1
Rothenburg o.T.	Städtisches Spital	1
Scheidegg	Prinz Luitpold-Kinderheilstätten	1
Schweinfurt	Städtisches Krankenhaus	1
Speyer	Bürgerhospital	1
"	Krankenhaus der Diakonissenanstalt	1
Stadtamhof	Distriktskrankenhaus Stadtamhof	1
Straubing	Krankenhaus der barmherzigen Brüder und Elisabethinerinnen	1—2
Tegernsee	Distriktskrankenhaus	1
Traunstein	Städtisches Krankenhaus	1
Wasach	Heilstätte Wasach	1

Ort	Name der Anstalt	Zahl der anzunehmenden Praktikanten
Weiden i. O.	Städtisches Krankenhaus	1
Weilheim	Städtisches Krankenhaus	1
Weißenburg i.B.	Städtisches Krankenhaus	1
Werneck	Kreis-Irrenanstalt	2
Wöllershof	Heil- u. Pflegeanstalt	1
Würzburg	Juliusspital, Medizinische Abteilung	8—9
"	Juliusspital, Abteilung für Haut- u. Geschlechtskrankheiten	3
"	Juliusspital, Chirurgische Abteilung	7
"	Juliusspital, Medizinische Kinderabteilung und Universitäts-Poliklinik für Kinderkrankheiten	1
"	Bakteriologische Untersuchungsanstalt	1
"	Unterfränkisches Krüppelheim in Verbindung mit dem König Ludwig-Haus	2

III. Sachsen

Ort	Name der Anstalt	Zahl der anzunehmenden Praktikanten
Arnsdorf	Landes-Heil- und Pflegeanstalt Arnsdorf	4
Albertsberg	Volksheilstätte für Lungenkranke (Männer)	1
Aue	Heilanstalt Aue	1
Bautzen	Stadtkrankenhaus	2
Carolagrün	Volksheilstätte für Lungenkranke (Frauen)	1
Chemnitz	Stadtkrankenhaus	bis zu 8
"	Städtische Nervenheilanstalt	2
"	Pathologisch-hygienisches Institut	6
"	Landes-Erziehungsanstalt für Blinde und für schwachsinnige Kinder	1
"	Frauenklinik mit Mütter- u. Säuglingsheim	2
Coswig	Heilstätte Lindenhof	2
Dösen	Landes-Heil- und Pflegeanstalt Dösen	2
Dohna	Johanniter-Krankenhaus	1
Dresden	Frauenklinik und Hebammen-Lehranstalt	6
"	Stadtkrankenhaus Friedrichstadt	15
"	Pathologisch-anatomische Abteilung des Stadtkrankenhauses Friedrichstadt	3

Ort	Name der Anstalt	Zahl der anzunehmenden Praktikanten
Dresden	Stadtkrankenhaus Johannstadt	10
"	Pathologisch-anatomische Abteilung des Stadtkrankenhauses Johannstadt	2
"	Städtische Heil- und Pflegeanstalt (Irrenabteilung)	2
"	Carolahaus	3
"	Krankenhaus der evangelisch-lutherisch.-Diakonissenanstalt	1
"	Kinderheilanstalt	3
Dresden-Trachenberge	Maria Anna-Kinderhospital	1
Dresden	Zentralstelle für öffentliche Gesundheitspflege	2
"	Städtisches Säuglingsheim	1—2
"	Sanitätsrat Dr. Schanz orthopädische Heilanstalt	1
Dresden-Altstadt	Orthopädische Heilanstalt des eingetragenen Vereins Krüppelhilfe	1
Bad Elster	Sanatorium des Sanitätsrats Dr. Köhler	1
Freiberg	Krankenhaus	1
Glauchau	Stadtkrankenhaus	1
Gottleuba	Heilstätte bei Gottleuba	2
Großschweidnitz	Landes-Heil- und Pflegeanstalt für Geisteskranke	2
Hochweitzschen	Landes-Heil- und Pflegeanstalt für Epileptische zu Hochweitzschen	2
Heilstätte Hohwald	Heilstätte Hohwald	2
Leipzig	Pfleghaus der Stadt Leipzig	1—2
"	Diakonissenhaus und Poliklinik	3
"	Kinderkrankenhaus und Poliklinik	4—6
"	Städtisches Krankenhaus St. Georg	8
Leipzig-Thonberg	Irren-Heil- und Pflegeanstalt	1
Meißen	Stadtkrankenhaus	1
"	Ländliches Bezirkskrankenhaus	2
Neu Coswig	Lindenhof, Privatirrenanstalt	1
Pirna	Stadtkrankenhaus	1
Plauen	Stadtkrankenhaus	5
Rabenstein	Bezirkskrankenhaus der Amtshauptmannschaft Chemnitz	1
Bad Reiboldsgrün	Lungenheilanstalt	1—2
Riesa	Stadtkrankenhaus	1
Sonnenstein	Landes-Heil- und Pflegeanstalt für Geisteskranke	2
Untergöltzsch	Landes-Heil- und Pflegeanstalt für Geisteskranke zu Untergöltzsch	2
Wurzen	Stadtkrankenhaus	1
Zittau	Stadtkrankenhaus	2
Zschadraß	Landes-Heil- und Pflegeanstalt Zschadraß	2
Zwickau	Krankenstift Zwickau	5
"	Pathologisch-bakteriologisches Institut des Krankenstifts	1
"	Stadtkrankenhaus	1—2
"	Dr. Gaugele's Anstalt für Orthopädie, Heilgymnastik u. Massage	1
Zwickau-Marienfelde	Krüppelheim	1

IV. Württemberg

Ort	Name der Anstalt	Zahl der anzunehmenden Praktikanten
Biberach	Bezirkskrankenhaus	1
Bietigheim	Städtisches Krankenhaus	1
Böblingen	Bezirkskrankenhaus	1
Bolsternang (Gemeinde Großholzleute im Allgäu)	Lungenheilstätte Ueberruh	2
Eßlingen	Neues Krankenhaus	1
Freudenstadt	Bezirkskrankenhaus Freudenstadt	1
Friedrichshafen	Städtisches Krankenhaus	1
Gmünd	Städtisches Hospital zum heiligen Geist	1
Göppingen	Bezirkskrankenhaus Göppingen	2
"	Heil- u. Pflegeanstalt Christofsbad	1
Hall	Diakonissenanstalt mit Johanniter-Kinderkrankenhaus und Pflegeanstalt für weibliche erwachsene Schwachsinnige	2
Heidenheim	Bezirkskrankenhaus	1
Heilbronn	Städtisches Krankenhaus	2
Kennenburg (Gemeinde Eßlingen)	Heilanstalt	1
Leonberg	Bezirkskrankenhaus	1
Ludwigsburg	Bezirkskrankenhaus	2
Pfullingen	Geheimer Hofrat Dr. Flamm'sche Privat-Heil- und Pflegeanstalt für psychisch Kranke	2
Plochingen a. Neckar	Johanniterkrankenhaus Plochingen	1
Ravensburg	Elisabethen-Krankenhaus	1
Reichenberg	Heilstätte für männliche Lungenkranke Wilhelmsheim	2
Reutlingen	Bezirkskrankenhaus	1

Ort	Name der Anstalt	Zahl der anzunehmenden Praktikanten
Riedlingen	Bezirkskrankenhaus	1
Rottenmünster	Heil- und Pflegeanstalt, Privat-Irrenanstalt Rottenmünster	1
Schloß Hornegg (Gemeinde Gundelsheim)	Sanatorium Schloß Hornegg	1
Schömberg	Sanatorium Schömberg, G. m. b. H.	1
Schömberg, Eisenbahnstation Calmbach	Volksheilstätte Charlottenhöhe	1
Schömberg	Neue Heilanstalt für Lungenkranke, G. m. b. H.	1
Schussenried	Heilanstalt Schussenried	2
Stetten i. R.	Heil- u. Pflegeanstalt für Schwachsinnige u. Epileptische	1
Stuttgart	Katharinenhospital	9
"	Prosektur des Katharinenhospitals	1
"	Bürgerhospital Stuttgart	2
"	Marienhospital	3
"	Karl Olga-Krankenhaus	2
"	Ludwigsspital „Charlottenhilfe"	2
"	Olgaheilahstalt (für Kinder, Lehrlinge und jugendliche Arbeiter)	2
"	Augenheilanstalt für Unbemittelte resp. Privataugenheilanstalt des Hofrats Dr. Distler	1
"	Privataugenheilanstalt Charlottenverein für arme Augenkranke	1
"	Charlottenheilanstalt für Augenkranke	1
"	Landeshebammenschule	1
"	Medizinisches Landesuntersuchungsamt	1
"	Stuttgarter Säuglingsheim (Säuglingsheilstätte) Eingetragener Verein	1
"	Krankenanstalten der Evangelischen Diakonissenanstalt	3
Stuttgart-Cannstatt	Städtisches Krankenhaus Stuttgart-Cannstatt (bisher Bezirkskrankenhaus Cannstatt)	4
Tübingen	Tropengenesungsheim	1
Tuttlingen	Bezirkskrankenhaus	1
Ulm	Städtisches Krankenhaus	4
Waiblingen	Bezirkskrankenhaus	1
Weinsberg	Heilanstalt Weinsberg	2
Weissenau	Heilanstalt Weissenau	4
Winnental	Heilanstalt Winnental	3
Zwiefalten	Heilanstalt Zwiefalten	4

V. Baden

Ort	Name der Anstalt	Zahl der anzunehmenden Praktikanten
Achern	Heil- u. Pflegeanstalt Illenau	4
Baden	Städtisches Krankenhaus	1
St. Blasien	Bezirksspital	1
"	Sanatorium Luisenheim	1
"	Erholungsheim Friedrichshaus	1
"	Sanatorium St. Blasien G. m. b. H.	1
Emmendingen	Heil- u. Pflegeanstalt Emmendingen	4
"	Städtisches Krankenhaus	1
Engen	Städtisches Spital Engen	1
Freiburg	Freiburger Diakonissenhaus	2
"	Krankenhaus St. Josef	2
Heidelberg	Orthopädisch-chirurgische Heilanstalt und Krüppel-Heil- u. Erziehungsanstalt, hiermit verbunden Sanatorium Solbad Rappenau in Rappenau (Amtsbezirk Sinsheim)	3
"	Haus am Jettenbühl	1—2
"	Krankenanstalt für Geburtshilfe und Frauenkrankheiten des Professors Neu	1
Karlsruhe	Neues St. Vincentius-Krankenhaus	2
"	Ludwig Wilhelm-Krankenheim	2
"	Städtisches Krankenhaus	6
"	Städtisches Krankenhaus, Prosektur (pathologisch-bakteriologisches Institut)	1
"	Evangelische Diakonissenanstalt	2
"	Kinderkrankenhaus (Bad. Landesanstalt für Säuglings- und Kleinkinderfürsorge)	2
Konstanz	Stadtspital	4
"	Dr. Büdingens Sanatorium (Konstanzerhof)	1
Lahr	Bezirkskrankenhaus	1
Lörrach	Spital Lörrach	1

Ort	Name der Anstalt	Zahl der anzunehmenden Praktikanten
Mannheim	Städtische Kranken-anstalten	9
	Diakonissenhaus	1
Marzell	Vereinigte Heil-stätten Friedrichs-heim und Luisen-heim	4
Nordrach-Colonie	Heilstätte Nordrach-Colonie	1
Oberweiler (Amt Müllheim)	Friedrich-Hilda-Ge-nesungsheim	1
Offenburg	Krankenhaus	2
Pforzheim	Städtisches Kranken-haus	5
"	Kinderspital Siloah und Evangelisches Diakonissenhaus	2
"	Heil- u. Pflegeanstalt Pforzheim	2
Radolfzell	Krankenhaus Radolf-zell nebst Pfründ-nerhaus	1
Rastatt	Bürgerspital	1
Gemeinde Reichenau	Heil- u. Pflegeanstalt bei Konstanz	2
Schopfheim	Städtisches Kranken-haus	2
Schriesheim	Lungenheilstätte Stammberg	1
Sinsheim	Kreispflegeanstalt	1—2
Überlingen am Bodensee	Städtisches Kranken-haus	1
Villingen	Friedrich-Kranken-haus	1
Waldshut	Städtisches Kranken-haus	1
Wiesloch	Heil- u. Pflegeanstalt Wiesloch	4

VI. Thüringen

Ort	Name der Anstalt	Zahl der anzunehmenden Praktikanten
Altenburg	Landeskrankenhaus und Altersheim	1
Arnstadt	Städtisches Kranken-haus	1
Blankenhain	Landes-Irren-Heil- und Pflegeanstalt Karl Friedrich-Ho-spital	2
Emskopf bei Berka a. J.	Sophienheilstätte auf dem Emskopf	1
Gera	Städtisches Kranken-haus	2
Gotha	Landkrankenhaus	6
Greiz	Landkrankenhaus	2
Hildburghausen	Irren-Heil- und Pflegeanstalt	3
Meiningen	Georgenkrankenhaus (Landeskranken-haus)	2
Milbitz bei Gera	Heilanstalten Milbitz, Reuß, Stiftung d. Familie Louis Schlutter	2
Pößneck	Städtisches Kranken-haus	1
Roda	Genesungshaus und Martinshaus	1—2
Römhild	Lungenheilstätte	1
Rudolstadt	Landeskrankenhaus	1
Sonneberg	Kreiskrankenhaus	1

VII. Hessen

Ort	Name der Anstalt	Zahl der anzunehmenden Praktikanten
Alzey	Kreiskrankenhaus	1
"	Landes-Heil- und Pflegeanstalt	1
Bingen	Heilig-Geist-Hospital	1
Darmstadt	Städtisches Kranken-haus	2—3
"	Diakonissenhaus "Elisabethenstift"	2
"	Ernst Ludwig-Heil-anstalt	1
Eberstadt bei Darmstadt	Provinzial-Pflege-anstalt der Prov. Starkenburg	1
Friedberg	Bürgerhospital	1
Gießen	Landes-Heil- und Pflegeanstalt	2
Goddelau	Landes-Heil- und Pflegeanstalt "Philippshospital"	4
Heppenheim a. d. B.	Landes-Heil- und Pflegeanstalt	4
Mainz	St. Hildegardis-Krankenhaus	1
"	Städtisches Kranken-haus	6
"	St. Vincenz- und Elisabeth-Hospital	1—2
"	Hebammen-Lehran-stalt	1
Nauheim (Bad)	Städtisches Kranken-haus	1
Offenbach a. M.	Stadtkrankenhaus	2
Reichelsheim i. O.	Lungenheilstätte von Frau Wwe. Gött-mann und Sohn	1
Sandbach im Odenwald	Ernst Ludwig-Heil-stätte (für Lungen-kranke)	1
Winterkasten	Eleonoren-Heilstätte	1
Worms	Städt. Krankenhaus	4

VIII. Hamburg

Ort	Name der Anstalt	Zahl der anzunehmenden Praktikanten
Hamburg	Allgemeines Kran-kenhaus Eppendorf	26
"	Pathologisches In-stitut des Allge-meinen Kranken-hauses Eppendorf	5
"	Institut für experi-mentelle Therapie des Allgemeinen Krankenhauses Eppendorf	2
"	Abteilung für Physio-logie des Allge-meinen Kranken-hauses Eppendorf	1
"	Allgemeines Kran-kenhaus St. Georg	16
"	Pathologisches In-stitut des Allge-meinen Kranken-hauses St. Georg	4
"	Allgemeines Kran-kenhaus Barmbeck	15
"	Pathologisches In-stitut des Allge-meinen Kranken-hauses Barmbeck	4

Ort	Name der Anstalt	Zahl der anzunehmenden Praktikanten
Hamburg	Irrenanstalt Friedrichsberg	4
"	Irrenanstalt Langenhorn	2
"	Institut für Schiffs- und Tropenkrankheiten	2
"	Hafenkrankenhaus	2
"	Anatomie u. Leichenschauhaus d. Hafenkrankenhauses	1
"	Kranken- u. Säuglingsabteilung des Waisenhauses	1
"	Institut f. Geburtshilfe	2
"	Vereinshospital	1
"	Bethesda	1
"	Krankenhaus der deutsch-israelitischen Gemeinde	2
"	Freimaurer-Krankenhaus	1
"	Kinderhospital	1
"	Marienkrankenhaus	8
Hamburg-Geesthacht	Hamburgische Heilstätte Edmundsthal-Siemerswalde	2
Hamburg-Sahlenburg	Hamburgisches Seehospital Nordheimstiftung	1
Cuxhaven	Staatskrankenhaus Cuxhaven	1

IX. Mecklenburg-Schwerin

Ort	Name der Anstalt	Zahl der anzunehmenden Praktikanten
Ludwigslust	Stiftskrankenhaus Bethlehem	2
Schwerin	Stadtkrankenhaus	2
"	Annahospital	1
"	Kinderheim Lewenberg für geistesschwache Kinder	1
"	Heil- u. Pflegeanstalt Sachsenberg bei Schwerin	5
Wismar	Stadtkrankenhaus	1

X. Braunschweig

Ort	Name der Anstalt	Zahl der anzunehmenden Praktikanten
Braunschweig	Landeskrankenhaus	8
"	Pathologisches Institut des Landeskrankenhauses	1
"	Landessäuglingsheim Victoria Luise-Haus	1
"	Städt. Krankenhaus	1
"	Evangelisch-lutherische Diakonissenanstalt Marienstift	1—2
"	Schwesternhaus vom Roten Kreuz	1
Helmstedt	Krankenhaus St. Marienberg (Stiftungs-Krankenanstalt)	1—2
Königslutter	Heil- u. Pflegeanstalt	2
Wolfenbüttel	Städt. Krankenhaus	1—2

XI. Oldenburg

Ort	Name der Anstalt	Zahl der anzunehmenden Praktikanten
Nordenham	Amtsverbands-Krankenhaus	1
Oldenburg	Peter Friedrich Ludwig-Hospital	2
Wehnen	Heil- u. Pflegeanstalt	2
Wildeshausen	Großherzogin Elisabeth-Heilstätte	1

XII. Anhalt

Ort	Name der Anstalt	Zahl der anzunehmenden Praktikanten
Bernburg	Landes-Heil- und Pflegeanstalt für Geisteskranke	2
"	Kreiskrankenhaus	1
Cöthen	Kreiskrankenhaus	1
Dessau	Kreiskrankenhaus	2
Zerbst	Kreiskrankenhaus	1

XIII. Bremen

Ort	Name der Anstalt	Zahl der anzunehmenden Praktikanten
Bremen	Städtische Krankenanstalt	7
"	Pathologisches Institut der Krankenanstalt	3
"	Hygienisches Institut	2
"	St. Joseph-Stift	3
"	Kinder-Krankenhaus	3
"	Evangelisches Diakonissenhaus	1
"	Vereinskrankenhaus zum Roten Kreuz	1
Bremerhaven	Städtisches Krankenhaus	2
"	St. Joseph-Hospital	1
Ellen b. Bremen	St. Jürgen-Asyl	3

XIV. Lippe

Ort	Name der Anstalt	Zahl der anzunehmenden Praktikanten
Brake	Heil- u. Pflegeanstalt Lindenhaus	2
Detmold	Landkrankenhaus	2
Lemgo	Krankenhaus Wolffsche-Stiftung	2

XV. Lübeck

Ort	Name der Anstalt	Zahl der anzunehmenden Praktikanten
Lübeck	Staats-Irrenanstalt	1—2
"	Allgemeines Krankenhaus	4
"	Kinderhospital	1

XVI. Mecklenburg-Strelitz

Ort	Name der Anstalt	Zahl der anzunehmenden Praktikanten
Neustrelitz	Karolinenstift	2
Strelitz (Alt.)	Landes-Heil- und Pflegeanstalt bei Strelitz (Alt.)	1

XVII. Waldeck

Ort	Name der Anstalt	Zahl der anzunehmenden Praktikanten
Arolsen	Landkrankenhaus (Paulinen-Hospital)	1
Bad Wildungen	Krankenhaus Helenenheim	1

In den nachstehenden bisher zur Annahme von Praktikanten allgemein ermächtigten Krankenanstalten, die in den **abgetretenen ehemals preußischen Gebieten** liegen, darf das Praktische Jahr nur mit vorheriger besonderer ministerieller Genehmigung abgeleistet werden, die nur von Fall zu Fall nach Prüfung der jeweiligen Verhältnisse in den Anstalten ausnahmsweise in Übereinstimmung mit dem Reichsministerium des Innern erteilt wird:

Ort	Name der Anstalt	Zahl der anzunehmenden Praktikanten
Memel	Städtisches Krankenhaus	1
Conradstein	Provinzial-Heil- und Pflegeanstalt	4
Danzig	a) Städtisches Krankenhaus b) Pathologisch-anatomische Abteilung dieses Krankenhauses	10
"	St. Marienkrankenhaus	2
"	Diakonissen-Krankenhaus	2
Danzig-Langfuhr	Provinzial-Hebammen-Lehranstalt und Frauenklinik	2
Neustadt (ehemals Westpr.)	Provinzial-Heil- und Pflegeanstalt	2
Graudenz	Städtisches Krankenhaus	1
Schwetz (Weichsel)	Provinzial-Heil- und Pflegeanstalt	2
Schwetz (Weichsel)	Kreiskrankenhaus	1
Kgl. Forst bei Obornik	Kronprinz Wilhelm-Volksheilstätte	1
Kosten	Provinzial-Irren- u. Idiotenanstalt	1
Obrawalde	Provinzial-Irrenanstalt	1
Owinsk	Provinzial-Irrenanstalt	1

Ort	Name der Anstalt	Zahl der anzunehmenden Praktikanten
Posen	Provinzial-Frauenklinik und Hebammenlehranstalt	1
"	a) Städtisches Krankenhaus	5
	b) Pathologisch-anatomische Abteilung dieses Krankenhauses	1
"	Evangel. Diakoniss.-Krankenanstalt	3
"	Krankenhaus der Barmherzigen Schwestern	1
"	Krankenhaus St. Maria-Elisabeth-Stift	1
"	Jüdisches Krankenhaus Abraham u. Henriette Rohr-Stiftung	1
	Hygienisches Institut	2
Bleichfelde	Kreiskrankenhaus	1
Bromberg	Giese-Rafalski-Stiftung (Diakonissenanstalt)	2
Dziekanka	Provinzial-Irrenanstalt	1
Gnesen	Krankenhaus Bethesda	1
Hohensalza	Kreiskrankenhaus	1
Mühlthal	Kronprinzessin-Cecilie-Heilstätte für weibliche Lungenkranke	1

VII. Approbation als Arzt.

Nach Ablauf des Praktischen Jahres hat der Kandidat bei derjenigen Zentralbehörde, die ihn zum Praktischen Jahr zugelassen hat, unter Vorlegung einer Geburtsurkunde, der Ausweise über den Kriegsdienst (falls diese Zeugnisse nicht bereits bei der Meldung zur Prüfung vorgelegt sind) und der im § 63 der Prüfungsordnung vorgeschriebenen Nachweise, darunter auch desjenigen, daß er nach bestandener ärztlicher Prüfung mindestens je zwei öffentlichen Impfungs- und Wiederimpfungsterminen beigewohnt hat, die Erteilung der Approbation als Arzt zu beantragen. Da die Nachweise, insbesondere auch die Zeugnisse über das Praktische Jahr, bei den Akten der Zentralbehörde verbleiben, empfiehlt es sich, daß der Kandidat vor der Einreichung Abschriften zum eigenen Gebrauch zurückbehält.

Ausnahme.

Für die Erteilung der Approbation sind die Vorschriften der §§ 63 und 64 der Prüfungsordnung für Ärzte maßgebend. Eine Ausnahme ist im Falle des § 63 Abf. 1 Satz 2 möglich, über die die Landeszentralbehörde im Einverständnis mit dem Reichsministerium des Innern entscheidet.

Bedeutung. Durch die Approbation erlangt der Approbierte die staatliche Anerkennung als Arzt (d. h. Arzteigenschaft und Arzttitel).

§ 29 RGO. § 29 der Gewerbeordnung für das Deutsche Reich:

Einer Approbation, welche auf Grund eines Nachweises der Befähigung erteilt wird, bedürfen Apotheker und diejenigen Personen, welche sich als Ärzte (Wundärzte, Augenärzte, Geburtshelfer, Zahnärzte und Tierärzte) oder mit gleichbedeutenden Titeln bezeichnen oder seitens des Staates oder einer Gemeinde als solche anerkannt oder mit amtlichen Funktionen betraut werden sollen. Es darf die Approbation jedoch von der vorherigen akademischen Doktorpromotion nicht abhängig gemacht werden.

Der Bundesrat bezeichnet mit Rücksicht auf das vorhandene Bedürfnis in verschiedenen Teilen des Reichs die Behörden, welche für das ganze Reich gültige Approbationen zu erteilen befugt sind, und erläßt die Vorschriften über den Nachweis der Befähigung. Die Namen der Approbierten werden von der Behörde, welche die Approbation erteilt, in den vom Bundesrate zu bestimmenden amtlichen Blättern veröffentlicht.

Personen, welche eine solche Approbation erlangt haben, sind innerhalb des Reiches in der Wahl des Ortes, wo sie ihr Gewerbe betreiben wollen, vorbehaltlich der Bestimmungen über die Errichtung und Verlegung von Apotheken nicht beschränkt.

Dem Bundesrate bleibt vorbehalten, zu bestimmen, unter welchen Voraussetzungen Personen wegen wissenschaftlich erprobter Leistungen von der vorgeschriebenen Prüfung ausnahmsweise zu entbinden sind.

Personen, welche vor Verkündigung dieses Gesetzes in einem Bundesstaate die Berechtigung zum Gewerbebetriebe als Ärzte, Wundärzte, Zahnärzte, Geburtshelfer, Apotheker oder Tierärzte bereits erlangt haben, gelten als für das ganze Reich approbiert.

Wissenschaftlich erprobte Leistungen. Bekanntmachung des Bundeskanzlers vom 9. Dezember 1869 — BGBl. S. 687:

1. Die Entbindung von den im § 29 der Gewerbeordnung vorgeschriebenen ärztlichen Prüfungen auf Grund wissenschaftlich erprobter Leistungen ist nur dann zulässig, wenn der Nachsuchende nachweist, daß ihm von Seiten eines Staates oder einer Gemeinde amtliche Funktionen übertragen werden sollen [1]).

2. Über Gesuche um Entbindung von der vorgeschriebenen Prüfung entscheiden die in der Prüfungsordnung für Ärzte genannten Zentralbehörden.

3. Diese Entscheidung erfolgt ohne vorgängiges Gutachten der in der Prüfungsordnung angeordneten Prüfungsbehörde, wenn es sich um die Dispensation eines als Lehrer an eine Universität zu berufenden Gelehrten handelt. In allen anderen Fällen wird zuvor ein Gutachten der gedachten Prüfungsbehörden eingeholt. Den letzteren bleibt es überlassen, ihre In-

---

[1]) Bei Ausländern bedarf es dazu der Erwerbung der deutschen Reichsangehörigkeit.

formation für das Gutachten durch ein mit dem Nachsuchenden abzuhaltendes Kolloquium zu ergänzen.

Eine Befreiung von den vorgeschriebenen ärztlichen Prüfungen auf Grund des § 29 Abs. 4 der R.G.O. in Verbindung mit der Bundesratsbekanntmachung vom 9. 12. 1869 schließt zugleich die Befreiung von der Ableistung des Praktischen Jahres in sich. (K.M. 1. 10. 1908 — M 19 299.)

Gültigkeitsdauer. Die Erteilung einer Approbation nur auf bestimmte Zeit ist ausgeschlossen (§ 40 der Reichsgewerbeordnung).

Inkrafttreten. Die Approbation wird mit Wirkung von demjenigen Tage ab ausgestellt, an dem der Kandidat den Vorschriften über das Praktische Jahr vollständig genügt hat.

Vordatierung. Die Notwendigkeit einer Vordatierung von Approbationen wird als begründet nicht anerkannt, da auf dem Gebiete des ärztlichen Stellenwesens dem Zeitpunkte der Approbationserteilung eine ausschlaggebende Bedeutung nicht beigelegt wird. (R.J. 15. 11. 19. — II 11 123 —.)

Versagung. Ein Rechtsmittel gegen die Versagung der ärztlichen Approbation ist nach § 40 der Gewerbeordnung nicht gegeben.

Poliz. Führungszeugnisse. Die polizeilichen Führungszeugnisse, die nach § 63 Abs. 1 der Prüfungsordnung für Ärzte dem Antrage der Erteilung der Approbation als Arzt beizufügen sind, unterliegen auf Grund der Tarifstelle 77d des Stempelsteuergesetzes vom 31. Juli 1895 der Stempelpflicht, weil sie zur Erlangung der Approbation also einer Erlaubniserteilung im Sinne der Tarifstelle 22b erforderlich sind. (K.M. 3. 1. 07. — M 20 117 —.)

Ausländische Zeugnisse. Den im Auslande approbierten Ärzten deutscher Reichsangehörigkeit kann die Erteilung der Approbation für das Gebiet des Deutschen Reiches nur in Aussicht gestellt werden, wenn sie den Bestimmungen der Prüfungsordnung entsprechen, d. h. ein deutsches Reifezeugnis, deutsche Studiennachweise, deutsche ärztliche Prüfungen usw. nachweisen. Darüber, ob und inwieweit ein ausländisches Schulzeugnis anerkannt sowie die im Auslande zurückgelegten Studien und bestandenen Prüfungen angerechnet werden können, wird von Fall zu Fall entschieden.

Muster

Gesuch um Erteilung der Approbation als Arzt. ...., den ....19..

....

bitte ich gehorsamst, mir auf Grund der in der Anlage beigefügten Nachweise:

1. de... Zeugnisse... über die Ableistung des praktischen Jahres im ....
in der Zeit von .... 19...
bis .... 19...., im ....
.... in der Zeit
von .... 19... bis ....
.... 19...
....
....,

2. eines selbstgeschriebenen Berichts über meine Beschäftigung während des praktischen Jahres,

3. de... auf die Zeit vom ....19..
bis .... 19... bezüglichen polizeilichen Führungszeugnisse...,

4. des Nachweises, daß ich ....
öffentlichen Impfungs- und ....
öffentlichen Wiederimpfungsterminen am ......

beigewohnt habe,
5. einer Geburtsurkunde,
6. der Ausweise über den Kriegsdienst
die Approbation als Arzt hochgeneigtest erteilen zu
wollen.
(Name) ....
(Wohnung) ....
An
d..
....

Muster 6 (zu § 63 der Prüf.-Ord. für Ärzte).

Nachdem der Kandidat der Medizin .... aus
.... am .... die ärztliche Prüfung vor der Prüfungskommission zu .... mit
der Zensur „................." bestanden und den Bestimmungen über
das Praktische Jahr mit dem .... 1...... entsprochen hat,
wird ihm hierdurch die Approbation als Arzt mit der Geltung vom letztbezeichneten
Tage ab für das Gebiet des Deutschen Reichs gemäß § 29 der Reichs-Gewerbeordnung erteilt.

.................., den .... 1....
(Siegel und Unterschrift der approbierenden Behörde.)

Approbation
für

....
als Arzt.

(Für die Ausfertigung einer Approbation wird in Preußen eine Stempelgebühr
von 6 M. erhoben.)

VIII. Vergünstigungen für Kriegsteilnehmer.

A. Reifezeugnis.

Die während des Krieges erteilten Notreifezeugnisse gelten als Reifezeugnisse im Sinne der Prüfungsordnungen für Ärzte und für Zahnärzte
mit der Maßgabe, daß die Approbation nicht eher erteilt werden darf, als sie
bei Ablegung der regelrechten Reifeprüfung hätte erlangt werden können.
(Beschluß des Staatenausschusses vom 20. 6. 19, K. M. 20. 9. 19. —
U I 1916 —.)

Auch an Studierende der Medizin und der Zahnheilkunde die infolge
Verkürzung des Schuljahres oder aus anderen Gründen ein vorzeitiges Reifezeugnis erlangt haben, darf die Approbation erst zu dem Zeitpunkte erteilt
werden, zu dem sie unter regelrechten Verhältnissen möglich gewesen wäre.
(Beschluß des Reichsrats vom 22. 3. 21, M. V. 12. 4. 21 — I M V gen.
146 —.)

Kriegsteilnehmer, welche die regelrechte Versetzung nach der Unterprima
einer deutschen neunstufigen höheren Lehranstalt erreicht haben, werden an
den Universitäten immatrikuliert unter der Bedingung, daß sie vor Eintritt

in die erste Berufsprüfung die (Kriegs-)Reifeprüfung ablegen. (K.M. 29. 11.
18 — U I 1527 —.)

Die Unterrichtsverwaltungen der deutschen Länder haben vereinbart, *Kriegs-akademiker.*
im Hinblick auf die den Kriegsteilnehmern der höheren Lehranstalten gewährten
Erleichterungen die Vorbildung derjenigen Offiziere ohne Reifezeugnis,
welche die Aufnahmeprüfung für die Kriegsakademie bestanden haben, für
die Zulassung als ordentliche Studierende bei den Universitäten als hinreichen-
den Ersatz der durch das Reifezeugnis einer neunstufigen höheren Lehranstalt
nachgewiesenen Bildung anzuerkennen. (K.M. 21. 4. 21. — U I 1098 —.)

Eine allgemeine Anerkennung der Vorbildung solcher Offiziere als hin-
reichenden Ersatz für das in den Prüfungsordnungen für Ärzte und Zahnärzte vorgesehene Reifezeugnis eines Gymnasiums, Realgymnasiums oder
einer Oberrealschule ist jedoch nicht beabsichtigt. Eine derartige Anerkennung
muß vielmehr einer sorgfältigen Prüfung des einzelnen Antrages, gegebenenfalls unter Mitwirkung des Reichsrats, vorbehalten bleiben. Auch die teilweise Anrechnung der auf der Kriegsakademie verbrachten Studienjahre auf
die in den genannten Prüfungsordnungen vorgeschriebene ärztliche und zahnärztliche Studienzeit kann nur in ganz seltenen Einzelfällen in Frage kommen
(R.J. 30. 5. 21 — II A 5 208 —).

B. Lateinnachweis für Oberrealschüler.

Kriegsteilnehmern, die infolge Eintritts in den Heeresdienst schon nach *Befreiung.*
Zurücklegung der Unterprima das Reifezeugnis einer Oberrealschule erhalten
und an dem freiwilligen Lateinunterricht in der Obersekunda und Unterprima
teilgenommen haben, wird der im § 6 Abs. 3 der Prüfungsordnungen für
Ärzte und für Zahnärzte verlangte Nachweis über die Kenntnisse in der
lateinischen Sprache durch besondere Prüfung erlassen, wenn der Lehrkörper
der in Frage kommenden Oberrealschule ein Urteil darüber abgibt, daß der
betreffende Schüler sich die nötigen Kenntnisse in der lateinischen Sprache
angeeignet hat. (K.M. 15. 3. 18. — U I 211 —.)

Kriegsteilnehmer, die das Reifezeugnis einer Oberrealschule besitzen, *Stundung.*
wird auf ihren Antrag bei der Zulassung zur ärztlichen oder zahnärztlichen
Vorprüfung der Nachweis der Kenntnisse in der lateinischen Sprache ausnahmsweise unter der Voraussetzung erlassen, daß sie diesen Nachweis bei
der späteren Meldung zur ärztlichen oder zahnärztlichen Prüfung nachträglich
erbringen (Beschluß des Bundesrats vom 30. 11. 16. K.M. 27. 12. 16. —
U I 2063 —).

Über solche Anträge entscheiden in Preußen die Vorsitzenden der Kommissionen für die ärztliche und die zahnärztliche Vorprüfung selbständig,
soweit es sich um tatsächliche Kriegsteilnehmer handelt. Soll dagegen vater-
ländischer Hilfsdienst als Kriegsdienst angesehen und der Erlaß des Latein-
nachweises aus diesem Grunde erfolgen, so ist die ministerielle Genehmigung
einzuholen (K.M. 12. 6. 19 — U I 934).

Kriegsteilnehmern kann ein Zeugnis über die erfolgreiche Teilnahme an *Latein-kursus.*
einem zweisemestrigen Lateinkursus einer Universität als ausreichender Nachweis der nach § 6, Abs. 3 und 4 der Prüfungsordnungen für Ärzte und Zahnärzte erforderlichen Kenntnisse in der lateinischen Sprache angesehen werden.
Für die Entscheidung sind in Preußen bei der Meldung zur Vorprüfung die

Vorsitzenden der Vorprüfungskommissionen zuständig. Diese Vergünstigung wird Kriegsteilnehmern auch für die ärztliche und zahnärztliche Prüfung anerkannt. Andere Ausnahmen, auch wenn es sich um ehemalige Hilfsdienstpflichtige handelt, bedürfen der ministeriellen Genehmigung (M.B. 31. 1. 20 — I M V 472 — 10. 6. 21 — I M V gen. 201).

C. Kriegsdienst.

Beschluß des Bundesrats vom 1. Februar 1917:

Voraussetzung für die Anrechnung. Den Studierenden der Medizin kann der Kriegsdienst bis zur Dauer eines h a l b e n J a h r e s auf die für die Zulassung zur ärztlichen V o r p r ü f u n g nachzuweisende Studienzeit angerechnet werden, wenn nicht schon eine Anrechnung von Militärdienst gemäß § 7 der Prüfungsordnung für Ärzte stattgefunden hat. Außerdem kann den Studierenden der Kriegsdienst bis zur Dauer eines h a l b e n J a h r e s auch auf die für die Zulassung zur ärztlichen P r ü f u n g nach vollständig bestandener Vorprüfung nachzuweisende Studienzeit angerechnet werden, wenn nicht schon eine Anrechnung von Militärdienst auf diese Zeit nach § 23 der Prüfungsordnung für Ärzte stattgefunden hat. Die gemäß §§ 24, 25 der Prüfungsordnung nach vollständig bestandener Vorprüfung zurückzulegende Studienzeit von mindestens vier Halbjahren darf durch Anrechnung von Kriegsdienst nicht gekürzt werden.

Soweit der Kriegsdienst nicht auf die vorgeschriebene Studienzeit angerechnet worden ist, kann er auf das vorgeschriebene Praktische Jahr angerechnet werden. (Vgl. hierzu den Beschluß des Reichsrats vom 24. Juni 1920 — S. 68.)

Für die Anrechnung von Kriegsdienst gelten folgende Grundsätze:

1. Als Kriegsdienst gilt jede Art von Dienst im Heere, in der Marine oder in der Schutztruppe, mag er mit oder ohne Waffe, im Felde oder in der Heimat geleistet sein. Das gleiche gilt von dem Dienst bei der Krankenpflege, sofern er auf Grund einer auch für den Etappendienst übernommenen Verpflichtung erfolgt. Dem Kriegsdienst ist ferner die Zeit gleichzurechnen, während der ein Kriegsteilnehmer der vorbezeichneten Art infolge Gesundheitsbeschädigung oder aus sonstigen Gründen, gegebenenfalls auch über die Demobilmachung hinaus, beim Heere zurückbehalten werden sollte. Als Kriegsdienst sind schließlich auch solche Dienstverrichtungen zu rechnen, die für unmittelbare Zwecke des Heeres, der Marine oder der Schutztruppen geleistet sind, sowie die Zeit eines unfreiwilligen Aufenthalts im Auslande oder in einem Schutzgebiete. Inwieweit eine Betätigung im vaterländischen Hilfsdienst dem Kriegsdienst gleich geachtet werden kann, wird durch den Beschluß des Bundesrats vom 5. Dezember 1918 geregelt (S. 70).

2. Sechs Monate Kriegsdienst können als ein Studiensemester angerechnet werden.

3. In allen Fällen ist Voraussetzung für die Anrechnung die Bescheinigung der zuständigen militärischen Stelle über die Art und die Dauer des Kriegsdienstes. Demgemäß kann eine Tätigkeit, die im privaten Interesse, wenn auch in fachlicher Betätigung, geleistet ist, als Kriegsdienst nicht angesehen werden.

4. Eine Anrechnung soll auch dann nicht ausgeschlossen sein, wenn ein Fachstudium noch nicht begonnen war. Jedoch darf sich grundsätzlich aus der

Anrechnung des Kriegsdienstes nicht der Vorteil ergeben, daß ein Kriegs-teilnehmer seine Ausbildung [1]) in kürzerer Zeit beendet, als es ihm in Friedens-zeiten möglich gewesen sein würde. Das gilt insbesondere für diejenigen Studierenden, welche aus Anlaß des Krieges vorzeitig ihr Schulreifezeugnis haben erwerben können.

5. In gleichem Maße, wie bei den männlichen Studierenden, soll auch bei den weiblichen Studierenden die Anrechnung von Kriegsdienst statthaft sein. (K.M. 16. 3. 1917. — U I 683.)

Der Dienst bei den Grenzschutz- und Freiwilligentruppen kann äußersten-falls nur für die Zeit bis zum 31. März 1920 als Kriegsdienst angerechnet werden (M. V. 16. 4. 20. — I M V 1375).

Kriegsteilnehmer mit v o r z e i t i g e m Reifezeugnis werden in Preußen von den Vorsitzenden der Kommissionen zur ärztlichen oder zahnärztlichen Vorprüfung zugelassen, wenn sie ein nach Ablegung der Reifeprüfung (auch Not- oder Kriegsreifeprüfung) vorgeschriebenes Studium von fünf oder drei r e g e l m ä ß i g e n Semestern (nicht Zwischensemester) nachweisen. (Eine dem Vorsprung entsprechende Verlängerung der klinischen Studienzeit ist in solchen Fällen nicht erforderlich, da bestimmungsgemäß zur ärztlichen bzw. zahnärztlichen Prüfung zehn bzw. sieben regelmäßige Semester nachzuweisen sind.) Die Zulassung zur Vorprüfung erfolgt jedoch unter dem Vorbehalt, daß die Approbation als Arzt bzw. als Zahnarzt nicht früher erteilt wird, als sie unter gewöhnlichen Verhältnissen bewilligt wäre (M.V. 14. 1. 20. — M 25 688 —, 26. 5. 20 — I M V 3878).

Ein neben dem Kriegsdienst betriebenes Studium kann als ordnungs-mäßiges Studium angerechnet werden, wenn eine schriftliche Darlegung bei-gebracht wird, aus der sich ergibt, ob dem Studierenden ohne Unterbrechung und täglich vom Beginn bis zum Schluß jedes Studienhalbjahres der Besuch der Vorlesungen und Übungen von der vorgesetzten Dienststelle gestattet war, an welchen Tagesstunden und zu welchen Dienstverrichtungen er in seiner Kriegsdienststellung in Anspruch genommen war, und welche Zeit ihm danach an jedem Tage zum Besuch der Universität zur Verfügung gestanden hat. Die Richtigkeit der Angaben ist von den damaligen vorgesetzten Dienst-stellen zu bestätigen. Hat ein Studierender Gelegenheit zum Studieren ge-habt, während er an einem Universitätsort in Lazarettbehandlung gewesen ist, so hat er sich durch eine Bescheinigung über die genaue Dauer seines Lazarettaufenthalts und darüber auszuweisen, ob ihm sein körperlicher Zu-stand einen ungehinderten Ausgang ermöglicht hat, und ob und in welchem Umfange ihm täglich Urlaub zum Universitätsbesuch gewährt worden ist (K.M. 19. 2. 19. — U I 29).

In Fällen, in denen dem Versuch des Studierenden, eine Bestätigung seiner Sachdarstellung durch den einen oder anderen seiner früheren Vor-gesetzten im Militärverhältnis zu erlangen, unüberwindliche Hindernisse ent-gegenstehen, können auch andere für die erforderlichen Angaben erhebliche Beweisstücke als genügend angesehen werden. Äußerstenfalls wird sogar, wenn von dem Studierenden das vergebliche seiner Bemühungen glaubhaft ge-macht wird, seine eidesstattliche Versicherung über die Richtigkeit seiner

Kriegsteil-
nehmer mit
regel-
mäßigen
Semestern.

Kriegsdienst
und
Studium.

---

[1]) Hierbei ist an die Approbation gedacht.

Angaben genügen können. Die der Vorprüfungskommission vorgelegte Sach=
darstellung ist nebst den sonstigen Unterlagen aufzubewahren und ebenso wie
die Zeugnisse für die Vorprüfung (§ 22 der Prüfungsordnung für Ärzte und
§ 23 der Prüfungsordnung für Zahnärzte) der späteren Meldung zur ärzt=
lichen und zahnärztlichen Prüfung beizufügen (K.M. 19. 9. 19 — U I 1976).

Anrechnung auf das Praktische Jahr. Für die Anrechnung von Kriegsdienst auf das Praktische Jahr der Medi=
ziner sind folgende Grundsätze zur Anwendung des Bundesratsbeschlusses
vom 1. Februar 1917 (S. 66) erlassen:

1. Bei der Anrechnung von Kriegsdienst auf das Praktische Jahr ist der
Nachweis einer medizinischen Betätigung zu fordern.

2. Ist der Kriegsdienst v o r der Ablegung der ärztlichen Prüfung geleistet
worden, so findet eine Anrechnung nur statt, wenn der Studierende während
der Zeit bereits F e l d u n t e r a r z t gewesen ist (vgl. jedoch den Reichs=
ratsbeschluß vom 24. Juni 1920 — S. 68).

3. Medizinischer Kriegsdienst n a c h Ablegung der ärztlichen Prüfung
wird grundsätzlich angerechnet.

4. Der Nachweis einer vorzugsweisen Beschäftigung mit inneren Krank=
heiten während der Dauer von 4 Monaten ist nicht zu fordern.

5. Voraussetzung für die Anrechnung ist auch hier die Bescheinigung der
militärischen Stellen über die Art und die Dauer des medizinischen Kriegs=
dienstes.

6. Inwieweit bei weiblichen Studierenden ein Kriegsdienst ausnahmsweise
auf das Praktische Jahr angerechnet werden kann, bleibt der Prüfung im Einzel=
falle vorbehalten. (K.M. 15. 5. 16 — U I 692.)

Nach dem Beschluß des Reichsrats vom 24. Juni 1920 können in besonderen
Fällen solchen Kriegsteilnehmern, die nicht Feldunterarzt oder Feldhilfsarzt
gewesen sind, bis zu sechs Monaten des Praktischen Jahres erlassen werden.

Der Reichsrat ist dabei von der Auffassung ausgegangen, daß der Beschluß
auch auf diejenigen Kriegsteilnehmer Anwendung finden kann, welche die
ärztliche Vorprüfung erst im späteren Verlauf ihres Kriegsdienstes oder nach
ihrer Entlassung aus dem Heere abgelegt haben. Auch soll solchen Kriegs=
teilnehmern, deren Ernennung zum Feldunterarzt wegen ihrer vorherigen
Tätigkeit an der Front oder aus sonstiger besonderer Veranlassung sich ver=
zögert hat, und die daher nur kurze Zeit in dieser Dienststellung tätig waren,
außer dem Erlaß der Hälfte des Praktischen Jahres auch noch ihre Tätigkeit
als Feldunterarzt auf das Praktische Jahr angerechnet werden können, so=
weit sie nicht bereits auf die Studienzeit in Anrechnung gekommen ist.

Die Anwendung des Beschlusses erfolgt nach Prüfung des einzelnen
Falles und wird, soweit es sich mit den an die ärztliche Ausbildung zu stellenden
Anforderungen vereinbaren läßt voraussichtlich wohlwollend beurteilt werden,
insbesondere wenn der Kandidat sich, während der Ferien in Krankenanstalten
praktisch betätigt und in der ärztlichen Prüfung gute Kenntnisse nachgewiesen
hat. (R.J. 26. 6. 20 — II A 2613.)

Bei Abkürzung der Praktikantenzeit infolge Anrechnung von Kriegsdienst
ist möglichst viel Zeit der Behandlung von inneren Krankheiten zu widmen,
und zwar im allgemeinen nicht weniger als die Hälfte des Restes des Prakti=

schen Jahres, falls die Praktikantenzeit nicht mehr als 8 Monate beträgt. Bei der Bestimmung der der inneren Medizin zu widmenden Praktikantenzeit ist die etwa im Militärdienst diesem Fach gewidmete Beschäftigung mit zu berücksichtigen. (M.B. 31. 8. 20. — I M V 6962 —.)

Auf die Studienzeit und das Praktische Jahr wird der Kriegsdienst nur soweit angerechnet, als ein Verlust an Studienzeit nachgewiesen und dieser Verlust durch Zwischensemester oder Anrechnung von Kriegssemestern noch nicht eingeholt ist. Wenn z. B. ein Kandidat durch Kriegsdienst vier Semester verloren hat und davon zwei durch Teilnahme an zwei Zwischensemestern aufgewogen sind, werden ihm noch zwei Halbjahre (zwölf Monate) angerechnet, und zwar entweder auf die Studienzeit oder unter nachstehend angegebenen Voraussetzungen auf das Praktische Jahr oder zum Teil auf beides (Semester und Zwischensemester rechnen als je sechs Monate).

Grundsätzliche Voraussetzung für die Anrechnung von Kriegsdienst auf das Praktische Jahr ist in allen Fällen, daß die anzurechnende Zeit nicht mit dem Studium zusammenfällt, daß, wenn Kriegsdienst bereits auf die Studienzeit angerechnet ist, tatsächlich noch ein Verlust an Studienzeit vorhanden ist, und daß die Approbation nicht früher erlangt wird, als es in Friedenszeiten bei regelrechtem Schul- und Universitätsbesuch frühestens möglich gewesen wäre. Eventuell wird nur soviel von der Kriegszeit auf das Praktische Jahr angerechnet, daß der Kandidat unter Hinzurechnung der tatsächlichen Dauer der ärztlichen Prüfung die Approbation ungefähr zu derselben Zeit erhält, wie unter gewöhnlichen Verhältnissen.

Zu demselben Zeitpunkte darf frühestens auch die Approbation solcher Kandidaten erfolgen, die infolge Verkürzung des Schuljahres oder aus anderen Gründen ein vorzeitiges Reifezeugnis erworben haben (R.J. 30. 3. 21 — II A 2703).

Bei Gesuchen um Anrechnung von Kriegsdienst auf das Praktische Jahr sind Militärpaß oder andere Ausweise über die Dauer des Kriegsdienstes, bei medizinischer Betätigung außerdem Zeugnisse der militärärztlichen Vorgesetzten hierüber beizubringen.

Ehemaligen Kriegsgefangenen werden die in der Gefangenschaft betriebenen Studien aus den naturwissenschaftlichen und ärztlichen Wissensgebieten auf die für die Zulassung zur ärztlichen Vorprüfung nachzuweisende Studienzeit in Anrechnung gebracht. Entsprechenden Anträgen sind Bescheinigungen über solche wissenschaftliche Betätigung während der Kriegsgefangenschaft beizufügen. (Beschluß des Reichsrats vom 25. 11. 20. M.B. 9. 12. 20. — I M V 9064 —.)

Die während des Krieges von im Auslande internierten und kriegsgefangenen Deutschen an staatlich anerkannten Universitäten verbrachte Studienzeit wird als solche im Sinne der Prüfungsordnung anerkannt. Auch die abgelegten ärztlichen Vorprüfungen werden bei der Zulassung zur ärztlichen Prüfung vor einer deutschen Prüfungskommission nach § 22 Abs. 3 der Prüfungsordnung an Stelle der deutschen ärztlichen Vorprüfung als genügend erachtet (M. J. 29. 9. 17. — M 18 650 —, 5. 10. 18. — M 17 674 —.)

Militär-
papiere.

Zur Verwaltung der Akten und Urkunden des früheren Friedens- und Kriegs-heeres sowie zu ihrer Verwertung für Auskünfte und Beschaffung von Unter-lagen sind nach Auflösung der Abwickelungsstellen usw. der alten Wehrmacht (31. 3. 1921) folgende dem Präsidenten des Reichsarchivs in Potsdam unterstellte Archive zuständig:

Reichsarchiv, Abteilung Berlin, für das preuß. Kriegsministerium, die General-inspektionen und Inspektionen nebst den unterstellten Behörden, deren Standort Berlin war, das Militärkabinett, die Kriegskanzlei und das Heeresarchiv.

    „   Zweigstelle Spandau, für das Gardekorps, II., III., IX. A.K.

    „   „   Hannover, für das X., XV., XVI., XXI. A.K.

    „   „   Magdeburg, für das IV., XI., XVIII. A.K.

    „   „   Breslau, für das V., VI., XVII. A.K.

    „   „   Braunsberg, für das I., XX. A.K.

    „   „   Münster i. W., für das VII., VIII. A.K.

    „   „   Heilbronn, für das XIV. A.K.

    „   „   Kiel,   } für das Reichsmarineamt und die
    „   „   Wilhelmshaven, }   Marineformationen.

    „   „   München, für das bayer. Kriegsministerium und die bayer. obersten Waffenbehörden.

    „   „   Würzburg, für das I., II., III. bayer. A.K.

    „   „   Dresden, für die sächsischen Formationen.

    „   „   Stuttgart, für die württembergischen Formationen. (R.J. 1. 6. 21—I A 5952).

D. Vaterländischer Hilfsdienst.

Voraus-
setzung für
die Anrech-
nung.

Über die Anrechnung des Vaterländischen Hilfsdienstes [1]) bestimmt der Beschluß des Bundesrats vom 5. Dezember 1918 folgendes:

I. Den Studierenden der Medizin und der Zahnheilkunde kann der vater-ländische Hilfsdienst in dem gleichen Umfang wie der Kriegsdienst auf die für die Zulassung zu den Prüfungen nachzuweisende Studienzeit angerechnet werden, wenn

a) die Beschäftigung im vaterländischen Hilfsdienst auf Veranlassung oder durch Vermittelung der Universität, Hochschule oder der zur Durchführung des Hilfsdienstgesetzes zuständigen militärischen Dienst-stellen aufgenommen worden ist, oder wenn

b) die Beschäftigung im vaterländischen Hilfsdienst in einer die Berufs-ausbildung fördernden Tätigkeit bestanden hat.

II. Ist ein Studierender der Medizin und der Zahnheilkunde durch be-sondere schriftliche Aufforderung zum vaterländischen Hilfsdienst heran-gezogen worden (§ 7, Abs. 2 des Gesetzes über den vaterländischen Hilfs-dienst [2]), so kann die auf Grund dieser Aufforderung geleistete Beschäftigung in gleichem Umfang wie der Kriegsdienst auf das Studium oder die praktische Ausbildungszeit angerechnet werden.

---

[1]) Der Vaterländische Hilfsdienst ist durch Reichsgesetz vom 5. 12. 1916 (R.G.B. S. 1333) eingerichtet und durch Verordnung vom 12. 11. 1918 (R.G.B. S. 1303) wieder aufgehoben. Die Anrechnung eines solchen Hilfsdienstes kommt also nur für diesen Zeitraum in Frage.

[2]) Wortlaut dieser Bestimmung: Die Heranziehung erfolgt in der Regel durch eine Auf-forderung zur freiwilligen Meldung, die das Kriegsamt oder eine durch Vermittelung der Landes-zentralbehörde zu bestimmende Stelle erläßt. Wird dieser Aufforderung nicht in ausreichendem Maße entsprochen, so wird der einzelne Hilfsdienstpflichtige durch besondere schriftliche Auf-forderung eines Ausschusses herangezogen.

Wegen der Ausführung des vorstehenden Bundesratsbeschlusses wird folgendes bemerkt:

Eine völlige Gleichstellung des vaterländischen Hilfsdienstes mit dem Kriegsdienst erschien nicht angebracht. Denn eine Betätigung im vaterländischen Hilfsdienst lag auch vor bei Beschäftigung in der Landwirtschaft, bei Behörden und behördlichen Einrichtungen sowie bei den meisten Tätigkeiten in Handel und Industrie. Derartige, meist gut bezahlte Verrichtungen, die bei männlichen Studierenden unter Umständen auch eine Zurückstellung vom Heeresdienst bewirkt haben, sind vorzugsweise aus privaten Interessen geleistet worden und verdienen daher keine Berücksichtigung. Eine Berechtigung zur Gleichstellung des freiwillig geleisteten Hilfsdienstes mit dem Kriegsdienste ist vielmehr nur unter den in Nr. I. des vorstehenden Beschlusses unter a) und b) festgelegten Voraussetzungen anzuerkennen. Es handelt sich hier namentlich um Fälle, in denen sich weibliche Studierende auf Veranlassung der Militärbehörden und durch Vermittelung der Universität für den vaterländischen Hilfsdienst zur Verfügung gestellt haben und alsdann unter Unterbrechung ihres Studiums zum Teil der Rüstungsindustrie oder anderen kriegswichtigen Betrieben, z. B. der Eisenbahn, zugeführt worden sind. Unter „Veranlassung" und „Vermittelung" im Sinne von I a des Beschlusses wird nicht nur die Zuweisung einer bestimmten Arbeitsstelle, sondern auch jede Aufforderung oder Anregung der zuständigen Stellen, sich einer besonders bezeichneten Beschäftigung zuzuwenden, zu verstehen sein. Eine die Berufsausbildung fördernde Tätigkeit im Sinne von I b des Beschlusses würde überall dort vorliegen, wo der Studierende von dem vaterländischen Hilfsdienst eine Erweiterung seines beruflichen Gesichtskreises oder eine Förderung seiner beruflichen Ausbildung, sei es auch nur in einem Nebenfache, erwarten durfte. So würde beispielsweise eine Beschäftigung von Medizinstudierenden in der Krankenpflege, auch ohne daß eine Verpflichtung für den Etappendienst übernommen wurde, oder als Hilfskraft in der Röntgenbestrahlung oder Bakteriologie oder sonst zur Unterstützung ärztlicher Aufgaben anzurechnen sein.

Im übrigen wären die in dem vorstehenden Erlaß vom 16. 3. 1917 — U I 683 — unter Nr. 2—5 (S. 66) mitgeteilten Grundsätze entsprechend anzuwenden.

Die unter II des Beschlusses zugelassene Anrechnung des Hilfsdienstes kommt nur bei männlichen Studierenden in Betracht. Es handelt sich hier lediglich um Fälle, in denen der Hilfsdienstpflichtige im Wege des gesetzlichen Zwanges einer Beschäftigung überwiesen worden ist. (K. M. 16. 1. 1919 — U I 1836/18.)

E. Zwischensemester.

Zu Zwischensemestern sollten zugelassen werden:

1. Studierende, die dem Grenzschutz Ost, einem Freiwilligenverbande oder der Reichswehr beigetreten sind und hierdurch mindestens ein Semester verloren haben,

2. Kriegsteilnehmer, die mindestens zwei Semester verloren haben,

3. Kriegsteilnehmer, die mindestens ein Semester verloren haben und an der Teilnahme am ersten Zwischensemester behindert waren,

Voraussetzung für die Anrechnung.

4. Hilfsdienstpflichtige, auch Frauen, die eine den Ziff. 2 oder 3 entsprechende Zeit im vaterländischen Hilfsdienst tätig gewesen sind und den entsprechenden Verlust an Semestern erlitten haben,

5. Reichsausländer deutscher Abstammung und deutscher Gesinnung, insbesondere Deutschösterreicher und Deutschbalten, bei denen die den Ziff. 2 und 3 entsprechenden Voraussetzungen vorliegen,

6. Reichsdeutsche sowie Reichsausländer der unter Ziff. 5 genannten Art, die durch kriegerische Maßnahmen, wie Internierung oder Abtrennung, ohne ihr Verschulden am Studium behindert gewesen sind.

Die Zulassung durfte nur erfolgen, sofern sie zum Ausgleich für Studienhalbjahre erforderlich war, die durch Kriegsdienst, Dienst bei den Freiwilligentruppen oder vaterländischen Hilfsdienst verloren worden sind. Hierbei war es ohne Belang, ob das Studium unterbrochen gewesen war oder erst begonnen wurde.

Ausgleich
des Ver-
lustes. Bis zu zwei ordnungsmäßig wahrgenommene Zwischensemester, zu denen Studierende nach Vorstehendem zugelassen worden sind, werden als Studiensemester angerechnet, und zwar gilt je ein Zwischensemester als Ersatz für den Verlust von je einem Studiensemester (sechs Monate).

Die Anrechnung von Zwischensemestern erfolgt, wenn der Studierende in der Fortsetzung seiner Studien wesentlich behindert war, oder der Beginn des Studiums nach Erwerb des Reifezeugnisses durch die Teilnahme am Kriege wesentlich verzögert worden ist (KM. 22. 6. 19 — U I 1027 — M.J. 6. 5. 19 — M 16 872).

Für die Berechnung eines Verlustes an Studienhalbjahren werden nur diejenigen infolge Kriegsdienstes usw. nicht dem Studium gewidmeten Semester berücksichtigt, die nach dem Zeitpunkte liegen, zu dem bei regelrechtem Schulbesuch in Friedenszeiten das Reifezeugnis frühestens hätte erworben werden können.

Die vor diesem Zeitpunkte zurückgelegten r e g e l m ä ß i g e n Semester

Semestereinteilung für Studierende der Medizi[n]

Universitäten	Frühjahrs-Zwisch.-Sem. 1919	Sommer-Sem. 1919	Herbst-Zwisch.-Sem. 1919
Berlin, Breslau, Göttingen, Greifswald, Halle a. S., Marburg, Münster i. W.	3. 2.—16. 4. 19	28. 4.—15. 8. 19	22. 9.—20. 12. 19
Bonn	3. 2.—16. 4. 19	28. 4.—15. 8. 19	22. 9.—20. 12. 19
Düsseldorf (Akad. f. prakt. Medizin) (nur für klinische Medizinstud.)	—	7. 5.—31. 7. 19	—
Frankfurt a. M.	3. 2.—16. 4. 19	28. 4.—15. 8. 19	—
Kiel	3. 2.—16. 4. 19	28. 4.—15. 8. 19	—
Köln a. Rh. (nur für klinische Medizinstud.)	—	5. 5.— 1. 8. 19	22. 9.—20. 12. 19
Königsberg i. Pr.	—	28. 4.— 5. 8. 19	22. 9.—20. 12. 19
Erlangen, München	15. 1.—15. 4. 19	16. 6.—31. 8. 19	—
Würzburg	14. 2.—15. 4. 19	28. 4.—31. 8. 19	—
Leipzig	2. 2.—31. 3. 19	28. 4.—15. 8. 19	—
Tübingen	3. 2.—16. 4. 19	28. 4.—14. 8. 19	—
Freiburg i. Br.	25. 1.—16. 4. 19	26. 4.— 1. 8. 19	—
Heidelberg	25. 1.—16. 4. 19	20. 4.—15. 8. 19	—
Gießen	3. 2.—16. 4. 19	28. 4.—15. 8. 19	—
Rostock	1. 2.—16. 4. 19	5. 5.—31. 7. 19	—
Jena	1. 2.—16. 4. 19	28. 4.— 9. 8. 19	—
Hamburg	6. 1.— 6. 4. 19	15. 4.—15. 8. 19	—

— 73 —

(Sommersemester und Wintersemester) werden für die ärztliche Vorprüfung und Prüfung unter der Voraussetzung angerechnet, daß die Approbation nicht früher erteilt wird, als sie bei Ablegung der regelrechten Reifeprüfung bewilligt wäre. (M.V. 14. 1. 20 — M 25 688 — und 26. 5. 20 — I M V 3878.) — Vgl. auch S. 67.

Dieser Verlust vermindert sich um soviel Halbjahre (sechs Monate), als Zwischensemester belegt werden konnten.

Es haben in größerer Zahl Studierende der Medizin und der Zahnheilkunde, die vorzeitig ein Reifezeugnis erworben haben, an Zwischensemestern teilgenommen, zu denen sie, da sie durch Kriegsdienst usw. keinen Verlust an Studienhalbjahren erlitten haben, eigentlich nicht hätten zugelassen werden dürfen. Diesen Studierenden werden trotz des vorläufig erlangten Zeitgewinns solche Zwischensemester auf die für die Zulassung zur ärztlichen bzw. zahnärztlichen V o r prüfung nachzuweisende Studienzeit mit ministerieller Genehmigung angerechnet unter der in das Prüfungszeugnis einzutragenden Bedingung, daß diese Studierenden die klinische Studienzeit um so viele Semester verlängern, als ihnen bestimmungswidrig belegte Zwischensemester angerechnet sind und bei der Zulassung zur ärztlichen bzw. zahnärztlichen Prüfung ein Studium von mindestens zehn bzw. sieben Halbjahren a u s schließlich der widerrechtlich belegten Zwischensemester nachweisen, ferner die Approbation nicht früher erhalten, als sie ihnen bei regelrechtem Schul- und Universitätsbesuch unter gewöhnlichen Verhältnissen hätte erteilt werden können (R.J. 13. 12. 20 — II A 8420 —).

Das Wintersemester 1918/19 kann als Semester angerechnet werden, wenn mit dem Studium noch vor Weihnachten 1918 begonnen ist (M.J. 4. 4. 19 — M 17 123).

Dieses Semester ist in Preußen gemäß der Verordnung des Staatsministeriums vom 17. 5. 18 am 1. 2. 19 geschlossen worden (M.J. 13. 7. 18 — M 17 408).

und der Zahnheilkunde 1919 und 1920.

Winter-Sem. 1919/20	Frühjahrs-Zwisch.-Sem. 1920	Sommer-Sem. 1920	Herbst-Zwisch.-Sem. 1920	Winter-Sem. 1920/21
5. 1. 20—31. 3. 20	—	16. 4.—14. 8. 20	—	15. 10. 20—31. 3. 21
5. 1. 20—31. 3. 20	—	16. 4.—14. 8. 20	14. 9.—31. 10. 20	16. 10. 20—15. 3. 21
22. 9. 19—28. 2. 20	—	3. 5.—31. 7. 20	—	3. 11. 20—28. 2. 21
25. 9. 19—31. 1. 20	2. 2.—31. 3. 20	6. 5.—20. 8. 20	—	15. 10. 20—15. 3. 21
16. 10. 19—15. 3. 20	—	15. 4.—15. 8. 20	1. 9.—15. 10. 20	16. 10. 20—15. 3. 21
5. 1. 20—31. 3. 20	—	15. 4.— 1. 8. 20	—	15. 10. 20— 1. 3. 21
5. 1. 20—31. 3. 20	—	3. 5.— 5. 8. 20	1. 9.—22. 12. 20	3. 1. 21—31. 3. 21
8. 10. 19—31. 1. 20	9. 2.—31. 3. 20	26. 4.—31. 7. 20	—	15. 10. 20—15. 3. 21
8. 10. 19—31. 1. 20	9. 2.—31. 3. 20	26. 4.—31. 7. 20	—	15. 10. 20—15. 3. 21
1. 10. 19—31. 1. 20	3. 2.—16. 4. 20	19. 4.—14. 8. 20	—	15. 10. 20—15. 3. 21
26. 9. 19—31. 1. 20	12. 2.— 4. 5. 20	10. 5.—14. 8. 20	—	16. 10. 20—14. 3. 21
15. 10. 19—15. 1. 20	3. 2.—30. 3. 20	15. 4.—15. 10. 20	—	15. 10. 20—15. 4. 21
22. 9. 19—31. 1. 20	—	15. 4.—15. 8. 20	—	14. 10. 20— 1. 3. 21
6. 10. 19—31. 1. 20	2. 2.—31. 3. 20	19. 4.—15. 8. 20	—	18. 10. 20—15. 3. 21
1. 9. 19—31. 1. 20	2. 2.—31. 3. 20	1. 5.—31. 7. 20	—	1. 9. 20— 1. 3. 21
1. 10. 19—16. 12. 19	12. 1.—31. 3. 20	3. 5.— 6. 8. 20	—	18. 10. 20— 8. 3. 21
15. 9. 19—24. 1. 20	9. 2.—10. 4. 20	15. 4.— 7. 8. 20	—	15. 10. 20— 5. 3. 21

IX. Zahnärztliche Berufsausbildung und Approbation.

A. Prüfungsordnung für Zahnärzte
vom 15. März 1909[1]).

A. Zentralbehörden, welche Approbationen erteilen.

§ 1.

Zur Erteilung der Approbation als Zahnarzt für das Reichsgebiet sind befugt:

1. die Zentralbehörden derjenigen Bundesstaaten, welche eine oder mehrere Landesuniversitäten haben, mithin zur Zeit die zuständigen Ministerien des Königreichs Preußen[2]), des Königreichs Bayern, des Königreichs Sachsen, des Königreichs Württemberg, des Großherzogtums Baden, des Großherzogtums Hessen, des Großherzogtums Mecklenburg-Schwerin und in Gemeinschaft die Ministerien des Großherzogtums Sachsen und der sächsischen Herzogtümer[3]);

2. das Ministerium für Elsaß-Lothringen[4]).

B. Vorschriften über den Nachweis der Befähigung als Zahnarzt.

§ 2.

Die Approbation wird demjenigen erteilt, welcher die zahnärztliche Prüfung vollständig bestanden hat.

Der zahnärztlichen Prüfung hat die Ablegung der zahnärztlichen Vorprüfung vorherzugehen.

Die Zulassung zu den Prüfungen sowie die Erteilung der Approbation sind zu versagen, wenn schwere strafrechtliche oder sittliche Verfehlungen vorliegen. Die Entscheidung erfolgt endgültig durch die zuständige Zentralbehörde (§ 3 Abs. 2, § 21 Abs. 2, § 49 Abs. 2), ist bindend für alle anderen Zentralbehörden (§ 1) und diesen durch Vermittelung des Reichskanzlers[5]) mitzuteilen.

I. Zahnärztliche Vorprüfung.

§ 3.

Die zahnärztliche Vorprüfung kann nur vor der Prüfungskommission derjenigen Universität des Deutschen Reichs abgelegt werden, an welcher der Studierende dem zahnärztlichen Studium obliegt. Ausnahmen können nur aus besonderen Gründen gestattet werden (§ 56).

Die Prüfungskommission wird für jedes Prüfungsjahr, das vom 1. Oktober bis 30. September dauert, von der vorgesetzten Zentralbehörde (§ 1) nach Anhörung der medizinischen Fakultät berufen. In der Regel sind der Vorsitzende und dessen Stellvertreter den ordentlichen Professoren der medizinischen Fakultät, die Mitglieder den Universitätslehrern der Fächer, die Gegenstand der Prüfung sind (§ 11), zu entnehmen.

§ 4.

Der Vorsitzende leitet die Prüfung, achtet darauf, daß die Bestimmungen der Prüfungsordnung genau befolgt werden, ordnet bei vorübergehender Behinderung eines Mitglieds dessen Stellvertretung an, berichtet unmittelbar nach dem Schlusse

---

[1]) Die für das Gebiet des Deutschen Reiches geltende Prüfungsordnung hat der Reichskanzler durch Bekanntmachung vom 15. 3. 1909 veröffentlicht, nachdem sie der Bundesrat auf Grund des § 29 der Reichsgewerbeordnung beschlossen hatte. In der vorliegenden Fassung sind die Änderungen nach den Bekanntmachungen vom 8. 7., 11. 8., 20. 10. 1919 und 18. 7. 21 berücksichtigt.

[2]) Vgl. S. 1, Fußnote 2.   [3]) Vgl. S. 1, Fußnote 3.   [4]) Vgl. S. 1, Fußnote 4.

[5]) Vgl. S. 16, Fußnote 8.

jedes Prüfungsjahrs der vorgesetzten Behörde über die Tätigkeit der Kommission und legt Rechnung über die Gebühren.

Es finden in jedem Studienhalbjahre so viele Prüfungen statt, wie notwendig sind, um sämtliche eingegangenen Gesuche zu erledigen. Gesuche, die nach dem 15. Februar oder 15. Juni eingehen, haben keinen Anspruch auf Berücksichtigung in dem laufenden Halbjahre. Der Vorsitzende setzt die Prüfungstermine fest und ladet die Mitglieder.

Zu einem Prüfungstermin dürfen nicht mehr als vier Kandidaten zugelassen werden, mit Ausnahme der praktischen Prüfung in der Zahnersatzkunde, bei der die doppelte Zahl zulässig ist.

§ 5.

Die Gesuche[1]) um Zulassung zur Prüfung sind an den Vorsitzenden zu richten.

§ 6.

Der Meldung ist beizufügen das Zeugnis der Reife von einem deutschen Gymnasium, einem deutschen Realgymnasium oder einer deutschen Oberrealschule[2]).

Das Zeugnis der Reife von einem Gymnasium, einem Realgymnasium oder einer Oberrealschule außerhalb des Deutschen Reichs darf nur ausnahmsweise als genügend erachtet werden (§ 56).

Inhaber des Reifezeugnisses einer Oberrealschule haben nachzuweisen, daß sie in der lateinischen Sprache die Kenntnisse besitzen, die für die Versetzung nach Obersekunda eines Realgymnasiums erforderlich sind.

Als Nachweis hierfür dient entweder ein mindestens genügendes Prädikat im Lateinischen im Reifezeugnis einer Oberrealschule mit wahlfreiem Lateinunterricht, oder ein auf Grund einer Prüfung ausgestelltes Zeugnis des Leiters eines deutschen Gymnasiums oder Realgymnasiums. Andere Nachweise über Kenntnisse in der lateinischen Sprache dürfen ausnahmsweise als genügend erachtet werden (§ 56).

§ 7.

Der Meldung ist der Nachweis beizufügen, daß der Studierende nach Erlangung des Reifezeugnisses (§ 6 Abs. 1, 2) mindestens drei Halbjahre dem zahnärztlichen Studium[3]) an Universitäten des Deutschen Reichs obgelegen hat.

Ausnahmsweise darf die Studienzeit, die

1. vor oder nach der Erlangung des Reifezeugnisses (§ 6 Abs. 1, 2) einem dem zahnärztlichen verwandten Universitätsstudium oder gleichwertigen Hochschulstudium gewidmet,
2. an einer ausländischen Universität zurückgelegt ist,

teilweise oder ganz angerechnet werden (§ 56).

§ 8.

Der Meldung ist der Nachweis beizufügen, daß der Studierende mindestens ein Halbjahr an den Präparierübungen, mindestens je drei Monate an einem mikroskopisch-anatomischen und an einem chemischen Praktikum, sowie mindestens zwei Halbjahre an einem Kursus in der Zahnersatzkunde regelmäßig teilgenommen hat.

Ausnahmen dürfen nur aus besonderen Gründen gestattet werden (§ 56).

§ 9.

Die in den §§ 6 bis 8 bezeichneten Nachweise sind in Urschrift vorzulegen.

Der Nachweis zu § 7 wird durch das Anmeldebuch und, soweit das Studium an einer anderen Universität zurückgelegt ist, durch das Abgangszeugnis, der Nachweis zu § 8 Abs. 1 durch besondere, nach dem beigefügten Muster 1[4]) auszustellende Zeugnisse geführt.

---

[1]) Muster S. 89.
[2]) Vgl. S. 2, Fußnote 2.
[3]) Als zahnärztliches Studium gilt formell nur das nach Einschreibung bei der medizinischen Fakultät zurückgelegte Fachstudium (vgl. im übrigen § 7, Abs. 2, Ziff. 1).
[4]) Vgl. S. 91.

§ 10.

Ist der Studierende zugelassen, so wird er durch den Vorsitzenden nach Ent-richtung der Gebühren zur Prüfung mindestens zwei Tage vor ihrem Beginne schriftlich unter Angabe der für die einzelnen Fächer festgesetzten Prüfungstermine geladen[1]).

Wer in einem Prüfungstermin nicht rechtzeitig oder gar nicht erscheint, geht der Hälfte der auf das betreffende Prüfungsfach entfallenden Gebühr verlustig.

Wer von der begonnenen Prüfung zurücktritt, erhält, sofern genügende Ent-schuldigungsgründe vorliegen, die Gebühren für die noch nicht begonnenen Fächer zurück. Die Gebühren für sächliche und Verwaltungskosten sind dagegen verfallen.

Liegt im Falle des Abs. 3 keine genügende Entschuldigung vor, so wird nur die Hälfte des Gebührenbetrags für die noch nicht begonnenen Fächer zurückerstattet. Auch kann je nach Umständen durch einen mit Zustimmung des Vorsitzenden ge-faßten Beschluß der Prüfungskommission der ganze Gebührenbetrag für verfallen und die Prüfung in allen oder in einzelnen Fächern für nicht bestanden erklärt werden. Gegen den Beschluß ist binnen zwei Wochen Beschwerde bei der Zentralbehörde (§ 3 Abs. 2) zulässig.

§ 11.

Die Prüfung umfaßt folgende Fächer:

      I. Anatomie,   III. Physik,
     II. Physiologie,   IV. Chemie,
           V. Zahnersatzkunde.

§ 12.

Die Prüfung findet, soweit sie vorwiegend mündlich ist, öffentlich unter dauernder Anwesenheit des Vorsitzenden statt und ist in der Regel in neun aufeinanderfolgenden Wochentagen zu erledigen, und zwar so, daß auf die anatomische Prüfung ein Tag, auf die übrigen theoretischen Prüfungsgegenstände zusammen ein Tag, auf die Prüfung in der Zahnersatzkunde sieben Tage entfallen.

I. In der anatomischen Prüfung hat der Studierende:

1. die in einer der Haupthöhlen des Körpers befindlichen Teile nach Form, Lage und Verbindung (Situs) zu erläutern,

2. ein ihm vorgelegtes anatomisches Nervengefäßpräparat an dem Kopfe oder Halse zu erläutern und im Anschlusse daran in einer mündlichen Prüfung die für den Zahnarzt erforderlichen Kenntnisse in der beschreibenden Ana-tomie nachzuweisen,

3. ein ihm vorgelegtes mikroskopisch-anatomisches Präparat aus dem Ge-biete der Zähne und der Mundhöhle zu erklären und im Abschlusse daran in einer mündlichen Prüfung die für den Zahnarzt erforderlichen Kennt-nisse in der Gewebelehre darzutun sowie zu zeigen, daß ihm die Grundzüge der Entwicklungsgeschichte, besonders derjenigen der Zähne und der Mund-höhle, bekannt sind.

II. In der physiologischen Prüfung hat der Studierende den Nachweis zu führen, daß er die für den Zahnarzt erforderlichen Kenntnisse in der Physiologie besitzt.

III. und IV. Die Prüfungen in der Physik und in der Chemie haben besonders die Bedürfnisse des Zahnarztes zu berücksichtigen.

V. In der Prüfung in der Zahnersatzkunde hat der Studierende

1. drei Phantomarbeiten, unter denen sich mindestens eine Kautschuk- und eine Metallarbeit befinden müssen, auszuführen;

2. in einer mündlichen Prüfung gründliche Kenntnisse über die Materialien und Herstellungsmethoden des künstlichen Zahnersatzes darzutun.

Das zu den in Nr. 1 erwähnten Prüfungsarbeiten erforderliche Material hat der Studierende auf seine Kosten zu stellen.

---

[1]) Vgl. S. 3, Fußnote 2.

§ 13.

Wer an einer Universität des Deutschen Reichs auf Grund einer Prüfung in den Naturwissenschaften die Doktorwürde erworben hat, wird in Physik und Chemie nur dann geprüft, wenn diese Fächer nicht Gegenstand der Promotionsprüfung gewesen sind.

Wer die ärztliche Vorprüfung bestanden hat, ist nur in der Zahnersatzkunde zu prüfen.

Die Anrechnung einer anderweiten Prüfung an deutschen Universitäten oder Hochschulen in naturwissenschaftlichen Fächern der Prüfung auf diese kann ausnahms= weise gestattet werden (§ 56).

§ 14.

Die Gegenstände, die Tage und das allgemeine Ergebnis der Prüfung in jedem Fache sowie die für das Fach erteilte Zensur werden von dem Examinator für jeden Geprüften in ein besonderes Protokoll eingetragen, das von dem Vorsitzenden und sämtlichen Mitgliedern der Kommission zu unterzeichnen und bei den Akten auf= zubewahren ist.

§ 15.

Für jedes Fach wird von dem Examinator nach Benehmen mit dem Vorsitzenden eine Zensur erteilt, für die ausschließlich die Bezeichnungen „sehr gut" (1), „gut" (2), „genügend" (3), „ungenügend" (4), „schlecht" (5) zulässig sind.

Für diejenigen, welche in allen fünf Fächern mindestens „genügend" erhalten haben, wird nach Beendigung der Prüfung von dem Vorsitzenden die Gesamtzensur ermittelt, indem die Zensur für die Prüfung in der Zahnersatzkunde mit 6, diejenige für die anatomische mit 3 multipliziert, die Zensuren für die physiologische, physi= kalische und die chemische Prüfung je einfach gerechnet werden und die Summe durch 12 geteilt wird. Ergeben sich bei der Teilung Brüche, so werden sie, wenn sie über 0,50 betragen, als ein Ganzes gerechnet, andernfalls bleiben sie unberücksichtigt.

Ist in einem Prüfungsfache die Zensur „ungenügend" oder „schlecht" erteilt, so gilt es als nicht bestanden und muß wiederholt werden.

Die Frist, nach der die Wiederholungsprüfung erfolgen kann, beträgt je nach den Zensuren und der Zahl der nicht bestandenen Prüfungsfächer zwei bis sechs Monate. Sie wird von dem Vorsitzenden für alle zu wiederholenden Fächer nach Benehmen mit den betreffenden Examinatoren einheitlich bestimmt. In gleicher Weise wird, unter Beachtung der Vorschrift im Abs. 6, der Zeitpunkt festgesetzt, bis zu dem spätestens die Meldung zur Wiederholung der Prüfung in allen nicht be= standenen Fächern erfolgen muß.

Wer sich ohne genügende Entschuldigung nicht vor Ablauf der Endfrist zur Wieder= holung der Prüfung meldet, hat nach Ermessen der Prüfungskommission die Prüfung von Anfang an zu wiederholen, wobei auch die bereits erledigten Fächer als nicht bestanden gelten. Gegen den Beschluß ist binnen zwei Wochen Beschwerde bei der Zentralbehörde (§ 3 Abs. 2) zulässig.

Wird die Vorprüfung in einem Zeitraume von einem und einem halben Jahre nach ihrem Beginne nicht vollständig beendet, so gilt sie in allen Fächern als nicht bestanden. Ausnahmen können nur aus besonderen Gründen gestattet werden (§ 56).

§ 16.

Hat ein Studierender die Vorprüfung vor ihrer Beendigung unterbrochen, so darf er sie nur bei derjenigen Kommission fortsetzen, bei welcher er sie begonnen hat. Ausnahmen können nur aus besonderen Gründen gestattet werden (§ 56).

Die Wiederholungsprüfung muß, sofern der Studierende seine Studien an einer anderen Universität fortsetzt, vor der Kommission dieser Universität abgelegt werden. Diese hat die bei der bisherigen Prüfungskommission entstandenen Prü= fungskommission entstandenen Prüfungsakten einzufordern.

Die auf Grund des § 10 Abs. 4 Satz 2 und des § 15 Abs. 4, 5 getroffenen Ent= scheidungen haben bindende Kraft für alle Prüfungskommissionen.

§ 17.

Wer auch bei der zweiten Wiederholung nicht besteht, wird zu einer weiteren Prüfung nicht zugelassen. Ausnahmen dürfen nur aus besonderen Gründen ge= stattet werden (§ 56).

§ 18.

Nach Abschluß jeder Prüfung und Wiederholungsprüfung hat der Vorsitzende binnen drei Tagen das Ergebnis der Prüfung und die gemäß § 10 Abf. 4 Satz 2, § 15 Abf. 4, 5 getroffenen Entscheidungen der Universitätsbehörde mitzuteilen. Diese hat, falls der Studierende vor vollständig bestandener Vorprüfung die Universität verläßt, einen entsprechenden Vermerk in das Abgangszeugnis einzutragen.

Über den Erfolg der Prüfung ist dem Studierenden ein Zeugnis nach dem beigefügten Muster 2[1]) auszustellen. Hat er eine Wiederholungsprüfung abzulegen, so werden statt der Gesamtzensur die Fristen nach § 15 Abf. 4 vermerkt. Über die Wiederholung der Prüfung erhält der Studierende ein Zeugnis nach Muster 3[2]). Zugleich werden ihm die mit dem Zulassungsgesuch eingereichten Zeugnisse (§§ 6 und 8) wieder ausgehändigt.

§ 19.

Die Gebühren für die gesamte Prüfung und das ausgefertigte Zeugnis betragen 80 ℳ. Hiervon werden 15 ℳ auf die anatomische, je 5 ℳ auf die physiologische, die physikalische und die chemische und 30 ℳ auf die Prüfung in der Zahnersatzkunde verteilt. Aus dem Reste von 20 ℳ sind die sächlichen und die Verwaltungskosten zu bestreiten.

In den Fällen des § 13 werden neben 20 ℳ für sächliche und Verwaltungskosten nur die Gebührenanteile für die Fächer erhoben, in denen geprüft wird.

Vor der Wiederholungsprüfung sind außer dem Betrage von 10 ℳ für sächliche und Verwaltungskosten die Gebührenanteile für die Fächer, in denen die Prüfung noch nicht bestanden ist, aufs neue zu entrichten. Diese Bestimmung findet für den Fall der Fortsetzung einer unterbrochenen Vorprüfung sinngemäße Anwendung.

Die Entschädigungen für den Vorsitzenden und dessen Stellvertreter werden nach Maßgabe ihrer Mühewaltung von der Zentralbehörde (§ 3 Abf. 2) am Ende jedes Prüfungsjahrs festgesetzt und aus dem Betrage für sächliche und Verwaltungskosten bestritten.

Über die Verwendung der bei den sächlichen und Verwaltungskosten erwachsenden Ersparnisse sowie der verfallenen Gebühren (§ 10 Abf. 2 bis 4, § 15 Abf. 5, 6) befindet die Zentralbehörde (§ 3 Abf. 2).

§ 20.

Dem Reichskanzler[3]) werden von der Zentralbehörde (§ 3 Abf. 2) Verzeichnisse der Kandidaten, welche die Vorprüfung in dem abgelaufenen Prüfungsjahre bestanden haben, mit den auf die Prüfung bezüglichen Akten[4]) eingereicht; diese werden der Zentralbehörde zurückgesendet.

II. Zahnärztliche Prüfung.

§ 21.

Die zahnärztliche Prüfung kann vor jeder zahnärztlichen Prüfungskommission bei einer Universität[5]) des Deutschen Reichs abgelegt werden.

Die Kommission, einschließlich des Vorsitzenden und seiner Stellvertreter, wird von der vorgesetzten Zentralbehörde (§ 1) für jedes Prüfungsjahr, das vom 1. Oktober bis 30. September dauert, nach Anhörung der medizinischen Fakultät der betreffenden Universität aus geeigneten Fachmännern ernannt.

Der Vorsitzende leitet die Prüfung, ist berechtigt, ihr in allen Abschnitten beizuwohnen, achtet darauf, daß die Bestimmungen der Prüfungsordnung genau befolgt werden, ordnet bei vorübergehender Behinderung eines Mitglieds dessen Stellvertretung an, berichtet unmittelbar nach dem Schlusse jedes Prüfungsjahrs der vorgesetzten Behörde über die Tätigkeit der Kommission und legt Rechnung über die Gebühren.

§ 22.

In jedem Jahre finden zweimal (im Sommer- und Winterhalbjahre) Prüfungen statt. Die Prüfungsperioden beginnen Mitte Oktober und Mitte März und sollen nicht über Mitte August ausgedehnt werden.

---

[1]) Vgl. S. 91. [2]) Vgl. S. 91. [3]) Vgl. S. 16, Fußnote 8. [4]) Vgl. S. 5, Fußnote 4.
[5]) Vgl. S. 6, Fußnote 1.

Die Gesuche[1]) um Zulassung zur Prüfung sind bei der zuständigen Zentralbehörde (§ 21 Abs. 2) oder bei einer von dieser bezeichneten anderen Dienststelle unter Angabe der Prüfungskommission, vor welcher der Kandidat die Prüfung abzulegen wünscht, bis zum 1. Oktober beziehungsweise 1. März jedes Jahres einzureichen. Verspätete Gesuche können nur aus besonderen Gründen berücksichtigt werden.

§ 23.

Der Meldung sind die nach §§ 6 bis 8 für die Zulassung zur zahnärztlichen Vorprüfung erforderlichen Nachweise sowie das Zeugnis über die vollständig bestandene zahnärztliche Vorprüfung (§ 18 Abs. 2) beizufügen.

Die gemäß §§ 6 bis 8 erteilten Dispensationen gelten auch für die zahnärztliche Prüfung[2]).

Eine außerhalb des Deutschen Reichs bestandene Prüfung darf nur ausnahmsweise an Stelle der zahnärztlichen Vorprüfung als genügend erachtet werden (§ 56)[3]).

§ 24.

Der Meldung ist der durch Universitätsabgangszeugnisse zu erbringende Nachweis beizufügen, daß der Kandidat nach Erlangung des Reifezeugnisses (§ 6 Abs. 1, 2) einschließlich der für die zahnärztliche Vorprüfung nachgewiesenen zahnärztlichen Studienzeit mindestens sieben Halbjahre[4]) dem zahnärztlichen Studium an Universitäten des Deutschen Reichs obgelegen hat.

Die Bestimmungen des § 7 Abs. 2 finden entsprechende Anwendung.

§ 25.

Von der nachzuweisenden Studienzeit müssen mindestens drei Halbjahre[5]) nach vollständig bestandener zahnärztlicher Vorprüfung zurückgelegt sein.

Das Halbjahr, in dem die zahnärztliche Vorprüfung bestanden ist, wird nur angerechnet, wenn die Vorprüfung innerhalb der ersten drei Wochen nach dem vorschriebenen Semesteranfange vollständig bestanden ist.

§ 26.

Der Meldung ist der Nachweis beizufügen, daß der Kandidat nach vollständig bestandener zahnärztlicher Vorprüfung mindestens

1. je zwei Halbjahre hindurch an einem Kursus der konservierenden Behandlung der Zähne am Kranken und an einem Kursus in der Zahnersatzkunde regelmäßig teilgenommen sowie eine Poliklinik für Zahn- und Mundkrankheiten regelmäßig besucht,
2. je drei Monate die Klinik oder Poliklinik[6]) für Haut- und syphilitische Krankheiten regelmäßig besucht und an einem Kursus der klinischen Untersuchungsmethoden regelmäßig teilgenommen hat.

Soweit am Universitätsort eine besondere Klinik oder Poliklinik für Haut- und syphilitische Krankheiten nicht besteht, genügt die Teilnahme an einem Kursus für diese Fächer in der entsprechenden Abteilung eines von der Zentralbehörde ermächtigten größeren Krankenhauses.

Der Nachweis wird durch besondere nach dem beigefügten Muster 4[7]) auszustellende Zeugnisse der Kursusleiter und der klinischen oder poliklinischen Dirigenten erbracht.

Ausnahmen dürfen nur aus besonderen Gründen gestattet werden (§ 56).

---

[1]) Muster S. 90.
[2]) Vgl. S. 6, Fußnote 3.
[3]) Fußnote 4, Seite 6 findet sinngemäß Anwendung.
[4]) Diese Studienzeit kann mit drei Halbjahren vor und mit vier nach der Vorprüfung oder mit vier Halbjahren vor und mit drei nach der Vorprüfung zurückgelegt werden (vgl. § 25, Abs. 1).
[5]) Vgl. S. 79, Fußnote 4 und S. 88 (Beschluß des Bundesrats v. 1. 2. 17).
[6]) Vgl. S. 7, Fußnote 1.
[7]) Vgl. S. 91.

§ 27.

Außerdem sind der Meldung noch beizufügen:

1. ein eigenhändig geschriebener Lebenslauf, in welchem der Gang der Universitätsstudien darzulegen ist,
   sowie
2. falls der Kandidat sich nicht alsbald nach dem Abgange von der Universität meldet, ein amtliches Zeugnis über seine Führung in der Zwischenzeit.

Sämtliche in den §§ 23, 24, 26 aufgeführten Nachweise nebst dem vorstehend zu 2 bezeichneten Zeugnisse sind in Urschrift vorzulegen.

§ 28.

Der Kandidat hat sich binnen einer Woche [1]) nach Empfang der Zulassungsverfügung [2]), [3]) unter Vorzeigung derselben sowie der Quittung über die eingezahlten Gebühren, bei dem Vorsitzenden der Prüfungskommission ohne besondere Aufforderung persönlich zu melden.

§ 29.

Die Prüfung umfaßt folgende Abschnitte:

I. die Prüfung in der allgemeinen Pathologie und in der pathologischen Anatomie;
II. die Prüfung in den Zahn- und Mundkrankheiten;
III. die Prüfung in der konservierenden Behandlung der Zähne;
IV. die Prüfung in der Chirurgie der Zahn- und Mundkrankheiten;
V. die Prüfung in der Zahnersatzkunde;
VI. die Prüfung in der Hygiene.

Die Examinatoren in den einzelnen Prüfungsabschnitten sind verpflichtet, soweit der Gegenstand dazu Gelegenheit bietet, festzustellen, daß der Kandidat in den mit dem betreffenden Abschnitt in Zusammenhang stehenden Gebieten der Anatomie und Physiologie die in der Vorprüfung nachzuweisenden Kenntnisse festgehalten und während der klinischen Zeit zu verwerten gelernt hat. Die Art und der Erfolg der Prüfung in der Anatomie und Physiologie sind in dem Protokoll (§ 44) der betreffenden Prüfungsabschnitte im einzelnen anzugeben.

§ 30.

In keinem Prüfungsabschnitte dürfen gleichzeitig mehr als vier Kandidaten geprüft werden, mit Ausnahme der praktischen Prüfung in der konservierenden Behandlung der Zähne und in der Zahnersatzkunde (§§ 35, 39), bei der die doppelte Zahl zulässig ist.

§ 31.

I. Die Prüfung in der allgemeinen Pathologie und in der pathologischen Anatomie wird von einem Examinator abgehalten und ist in einem Tage zu erledigen. In der Prüfung muß der Kandidat zwei ihm vorgelegte pathologisch-anatomische Präparate aus dem Gebiete der Zahn- und Mundkrankheiten, darunter ein mikroskopisches, erläutern und demnächst in einer eingehenden mündlichen Prüfung die für den Zahnarzt erforderlichen Kenntnisse in der allgemeinen Pathologie und in der pathologischen Anatomie dartun.

§ 32.

II. Die Prüfung in den Zahn- und Mundkrankheiten umfaßt zwei Teile und ist in der Regel in drei aufeinanderfolgenden Wochentagen zu erledigen.

§ 33.

In dem ersten Teile der Prüfung, der in der Regel von zwei Examinatoren in einem Universitätsinstitut abgehalten wird, hat der Kandidat an zwei aufeinanderfolgenden Tagen je einen Kranken in Gegenwart des Examinators zu untersuchen, die Anamnese, Diagnose und Prognose des Falles sowie den Heilplan fest-

---

[1]) Vgl. S. 7. Fußnote 5.   [2]) Vgl. S. 7, Fußnote 6.   [3]) Vgl. S. 3, Fußnote 2.

zuſtellen, den Befund ſofort in ein von dem Examinator gegenzuzeichnendes Protokoll aufzunehmen und noch an demſelben Tage zu Hauſe über den Krankheitsfall einen kritiſchen Bericht anzufertigen, der, mit Datum und Namensunterſchrift verſehen, am nächſten Morgen dem Examinator zu übergeben iſt.

Gelegentlich der Krankenunterſuchungen hat der Kandidat noch an ſonſtigen Kranken ſeine Fähigkeit in der Diagnoſe und Prognoſe von Zahn= und Mund= krankheiten nachzuweiſen ſowie auch die für den Zahnarzt erforderlichen Kenntniſſe in der Erkennung der Haut= und ſyphilitiſchen Krankheiten darzutun.

Auch iſt die Prüfung auf die für den Zahnarzt erforderlichen Kenntniſſe in den kliniſchen Unterſuchungsmethoden auszudehnen.

§ 34.

In dem zweiten Teile der Prüfung hat der Kandidat in einem beſonderen Termin in Gegenwart des Examinators einige Aufgaben zu Arzneiverordnungen ſchrift= lich zu löſen und mündlich darzutun, daß er in der allgemeinen Therapie und in der Pharmakologie und Toxikologie die für den Zahnarzt erforderlichen Kenntniſſe beſitzt.

Der Prüfungsteil kann einem beſonderen Examinator übertragen werden.

§ 35.

III. Die Prüfung in der konſervierenden Behandlung der Zähne wird in einem zahnärztlichen Univerſitätsinſtitut von einem Examinator abgehalten und iſt in der Regel in fünf aufeinanderfolgenden Wochentagen zu erledigen. In der Prüfung hat der Kandidat ſeine Vertrautheit mit den verſchiedenen Methoden der konſer= vierenden Zahnheilkunde am Lebenden praktiſch nachzuweiſen und dabei mindeſtens drei verſchiedenartige Füllungen ſowie eine Wurzelbehandlung und eine Reinigung der Zähne auszuführen.

§ 36.

IV. Die Prüfung in der Chirurgie der Zahn= und Mundkrankheiten umfaßt zwei Teile und iſt in der Regel in vier aufeinanderfolgenden Wochentagen zu er= ledigen.

§ 37.

In dem erſten Teile der Prüfung, der in der Regel von zwei Examinatoren in einem Univerſitätsinſtitut abgehalten wird, hat der Kandidat

a) an zwei aufeinanderfolgenden Tagen je einen Kranken in Gegenwart des betreffenden Examinators zu unterſuchen, die Anamneſe, Diagnoſe und Prognoſe des Falles ſowie den Heilplan feſtzuſtellen, den Befund ſofort in ein von dem Examinator gegenzuzeichnendes Protokoll aufzunehmen und noch an demſelben Tage zu Hauſe über den Krankheitsfall einen kriti= ſchen Bericht anzufertigen, der, mit Datum und Namensunterſchrift ver= ſehen, am nächſten Morgen dem Examinator zu übergeben iſt;

b) die beiden ihm überwieſenen Kranken im Laufe des nächſten Tages noch einmal in Gegenwart des betreffenden Examinators zu unterſuchen, und im Anſchluß an den ihm vom Examinator zurückgegebenen Bericht den Verlauf der Krankheit mit Angabe der Behandlung zu beſchreiben. Steht einer der beiden Kranken am zweiten Tage nicht zur Verfügung, ſo be= ſtimmt der Examinator, ob der Kandidat einen anderen Kranken zu über= nehmen hat.

Gelegentlich der Krankenunterſuchungen (zu a und b) hat der Kandidat noch an ſonſtigen Kranken ſeine Fähigkeit in der Diagnoſe und Prognoſe der für den Zahnarzt wichtigen chirurgiſchen Krankheiten, ſeine Vertrautheit mit den verſchiedenen Metho= den ihrer Behandlung unter beſonderer Berückſichtigung der Antiſepſis und Aſepſis, ſowie ſeine Fertigkeit in der Ausführung kleiner chirurgiſcher Operationen nach= zuweiſen.

§ 38.

In dem zweiten Teile der Prüfung, der von einem Examinator abgehalten wird, hat der Kandidat in der zahnärztlichen Operationslehre und in der Würdigung der

Operationsmethoden sich einer mündlichen Prüfung zu unterziehen und die für den Zahnarzt erforderlichen Kenntnisse in der zahnärztlichen Instrumentenlehre darzulegen.

§ 39.

V. Die Prüfung in der Zahnersatzkunde ist in der Regel in acht aufeinanderfolgenden Wochentagen zu erledigen. Sie wird von einem Examinator abgehalten.

Der Kandidat hat seine praktischen Kenntnisse in der Ausführung von Zahnersatzstücken oder Regulierungsapparaten nachzuweisen und dabei Arbeiten aus den Gebieten des Plattenersatzes, der Kronen- und Brückenarbeit, der chirurgischen Prothese oder der Orthodontie für den Mund eines Lebenden zu liefern.

§ 40.

VI. Die Prüfung in der Hygiene ist mündlich, sie wird von einem Examinator abgehalten und ist in einem Tage zu erledigen.

Der Kandidat hat nachzuweisen, daß er sich die für den Zahnarzt erforderlichen Kenntnisse in der Hygiene einschließlich der Bakteriologie erworben hat.

§ 41.

Bei den einzelnen Prüfungsfächern sind ihre Geschichte und, soweit solche vorhanden, ihre Beziehungen zur gerichtlichen Medizin nicht unberücksichtigt zu lassen. Auch ist darauf zu achten, daß der Kandidat sprachliches Verständnis für die zahnärztlichen Kunstausdrücke besitzt.

§ 42.

Zu dem ersten und sechsten Prüfungsabschnitt ist den Studierenden der Zahnheilkunde, zu den übrigen Abschnitten mit Ausnahme der praktischen Prüfungen (§§ 35, 39) nur denjenigen Studierenden der Zutritt gestattet, welche als Praktikanten an den Kursen der betreffenden Abteilung des zahnärztlichen Universitätsinstituts teilnehmen.

Außerdem steht jedem Lehrer der Medizin und der Zahnheilkunde an einer Universität des Deutschen Reichs der Zutritt frei.

§ 43.

Die zu den klinischen Prüfungen erforderlichen Kranken (§§ 33, 35, 37, 39) sind von dem Examinator dem Kandidaten für jeden Abschnitt erst bei dessen Beginne zu überweisen. Die Überweisung desselben Kranken für mehrere Kandidaten im Laufe der Prüfungsperiode ist nur ausnahmsweise gestattet.

§ 44.

Für jeden Kandidaten wird über jeden Prüfungsabschnitt ein besonderes Protokoll unter Anführung der Prüfungsgegenstände und der erteilten Zensuren, bei der Zensur „ungenügend" oder „schlecht" unter kurzer Angabe der Gründe aufgenommen.

§ 45.

Nach Beendigung eines jeden Prüfungsabschnitts sind die Examinatoren verpflichtet, dem Vorsitzenden die Prüfungsakten unverweilt zuzusenden. Der Kandidat hat sich nach Beendigung des Abschnitts behufs Entgegennahme der Mitteilung des Ergebnisses ohne besondere Aufforderung binnen drei Tagen bei dem Vorsitzenden der Prüfungskommission oder gemäß dessen Bestimmung im Büro der letzteren und, sofern er bestanden hat, binnen weiteren 24 Stunden bei dem Examinator (oder den Examinatoren) für den nächstfolgenden Prüfungsabschnitt behufs Anberaumung ferneren Termins persönlich zu melden. Bei der Anberaumung des Termins ist darauf zu achten, daß in der Regel zwischen den einzelnen Prüfungsabschnitten nur ein Zeitraum von acht Tagen liegt.

Die Reihenfolge, in der die einzelnen Abschnitte zurückzulegen sind, bestimmt der Vorsitzende.

Ist ein Abschnitt nicht vollständig bestanden, so entscheidet der Vorsitzende nach Anhörung des Kandidaten, ob dieser sich der Prüfung in einem anderen Abschnitt oder dem späteren Teile desselben Abschnitts sogleich oder erst nach Wiederholung des nicht bestandenen zu unterziehen hat. Ist die Prüfung fortzusetzen, so gilt wegen der Meldung zur Anberaumung ferneren Termins das im Abs. 1 Gesagte.

§ 46.

Über den Ausfall der Prüfung in den Abschnitten I, III, V und VI sowie in jedem Teile der übrigen Abschnitte wird eine besondere Zensur unter ausschließlicher Anwendung der Bezeichnung „sehr gut" (1), „gut" (2), „genügend" (3), „ungenügend" (4) und „schlecht" (5) erteilt.

Erteilt von zwei an einer Prüfung beteiligten Examinatoren einer die Zensur „ungenügend" oder „schlecht", so entscheidet seine Stimme. Andernfalls wird die Summe der Zahlenwerte der beiden Einzelzensuren durch 2 geteilt. Ergeben sich bei der Teilung Brüche, so werden sie, wenn sie über 0,50 betragen, als ein Ganzes gerechnet, andernfalls bleiben sie unberücksichtigt.

§ 47.

Ist ein Prüfungsabschnitt vollständig bestanden, so wird für den ganzen Abschnitt von dem Vorsitzenden die Gesamtzensur ermittelt. Hierbei werden die Zahlenwerte der Einzelzensuren (§ 46 Abs. 1)

a) für Abschnitt II Teil 1 zweifach, Teil 2 einfach,
b) für Abschnitt IV Teil 1 zweifach, Teil 2 einfach

gerechnet und die für die beiden Abschnitte sich ergebenden Summen der Zahlenwerte je durch 3 geteilt.

Ergeben sich Brüche, so findet die Bestimmung des § 46 Abs. 2 Satz 3 entsprechende Anwendung.

§ 48.

Ist in einem Prüfungsabschnitt oder in einem Teile eines Prüfungsabschnitts die Zensur „ungenügend" oder „schlecht" erteilt, so gilt er als nicht bestanden und muß wiederholt werden.

Die Frist, nach der die Wiederholungsprüfung erfolgen kann, beträgt je nach den Zensuren zwei bis sechs Monate. Sie wird von dem Vorsitzenden nach Benehmen mit den betreffenden Examinatoren für jeden Abschnitt einheitlich bestimmt. In gleicher Weise wird, unter Beachtung der Vorschrift im § 50 Abs. 6, der Zeitpunkt festgesetzt, bis zu dem spätestens die Meldung zur Wiederholungsprüfung in dem Abschnitte, soweit er nicht bestanden ist, erfolgen muß. Wiederholungsfristen verschiedener Abschnitte laufen gleichzeitig nebeneinander.

Die zweite Wiederholung eines Prüfungsabschnitts oder eines Teiles derselben findet, soweit sie mündlich ist, in Anwesenheit des Vorsitzenden, im übrigen unter dessen besonderer Aufsicht statt.

Wer auch bei der zweiten Wiederholung nicht besteht, wird zu einer weiteren Prüfung nicht zugelassen. Ausnahmen dürfen nur aus besonderen Gründen gestattet werden (§ 56).

§ 49.

Hat der Kandidat sämtliche Prüfungsabschnitte bestanden, so wird aus den für die Prüfungsabschnitte erteilten Zensuren die Gesamtzensur ermittelt, indem die Zensuren für die Abschnitte I und VI einfach gerechnet, für die übrigen Abschnitte je mit 2 multipliziert werden und die sich ergebende Summe durch 10 geteilt wird. Mit den sich hierbei ergebenden Brüchen wird in der im § 46 Abs. 2 Satz 3 angegebenen Weise verfahren.

Der Vorsitzende überreicht binnen einer Woche die Prüfungsakten der Zentralbehörde (§ 21 Abs. 2) zur Erteilung der Approbation.

§ 50.

Wer sich nicht rechtzeitig gemäß der Vorschriften im § 28 Abs. 2, § 45 Abs. 1, 3 persönlich meldet, kann auf Antrag des Vorsitzenden von der Zentralbehörde (§ 21 Abs. 2) bis zur folgenden Prüfungsperiode zurückgestellt werden. In diesem Falle wird die Hälfte des Gebührenbetrags für die noch nicht begonnenen Prüfungsabschnitte zurückerstattet, die Gebühren für sächliche und Verwaltungskosten sind ganz verfallen.

Wer in einem Prüfungstermin nicht rechtzeitig oder gar nicht erscheint, geht der Hälfte der auf den betreffenden Prüfungsabschnitt entfallenden Gebühr verlustig.

Wer von der begonnenen Prüfung zurücktritt, erhält, sofern genügende Entschuldigungsgründe vorliegen, die Gebühr für die noch nicht begonnenen Prüfungsabschnitte zurück; die Gebühr für sächliche und Verwaltungskosten ist dagegen verfallen.

Liegt im Falle des Abs. 3 keine genügende Entschuldigung vor, so finden die Vorschriften im Abs. 1 Satz 2 Anwendung; auch kann je nach Umständen durch einen mit Zustimmung des Vorsitzenden gefaßten Beschluß der Prüfungskommission der ganze eingezahlte Betrag für verfallen und in besonderen Fällen die Prüfung in allen oder in einzelnen Abschnitten für nicht bestanden erklärt werden. Gegen den Beschluß ist binnen zwei Wochen Beschwerde bei der Zentralbehörde (§ 21 Abs. 2) zulässig.

Wer sich ohne genügende Entschuldigung nicht vor Ablauf der Endfrist (§ 48 Abs. 2) zur Wiederholungsprüfung meldet, hat die Prüfung nach Ermessen der Prüfungskommission von Anfang an zu wiederholen, wobei auch die bereits erledigten Abschnitte oder Teile als nicht bestanden gelten. Gegen den Beschluß ist binnen zwei Wochen Beschwerde bei der Zentralbehörde (§ 21 Abs. 2) zulässig.

Wird die Prüfung in einem Zeitraume von zwei Jahren nach ihrem Beginne nicht vollständig beendet, so gilt sie in allen Abschnitten als nicht bestanden. Ausnahmen können nur aus besonderen Gründen gestattet werden (§ 56).

§ 51.

Die Prüfung darf nur bei der Kommission fortgesetzt oder wiederholt werden, bei der sie begonnen ist. Ausnahmen können nur aus besonderen Gründen gestattet werden (§ 56). Mit dem Dispensationsgesuch ist zugleich eine Erklärung der bisherigen Prüfungskommission wegen etwaiger dem Wechsel der Kommission entgegenstehender Bedenken vorzulegen.

Die mit dem Zulassungsgesuch eingereichten Zeugnisse (§§ 23, 24, 26, § 27 Nr. 2) sind dem Kandidaten erst nach vollständig bestandener Prüfung zurückzugeben. Verlangt er sie früher zurück, so sind sämtliche Zentralbehörden (§ 1) durch Vermittelung des Reichskanzlers[1]) zu benachrichtigen, daß der Kandidat die Prüfung begonnen, aber nicht beendigt hat, und daß ihm auf seinen Antrag die Zeugnisse zurückgegeben worden sind; in die Urschrift des letzten Universitäts-Abgangszeugnisses ist ein Vermerk über den Ausfall der bisherigen Prüfung einzutragen.

In den Fällen des § 48 Abs. 4 und des § 50 Abs. 4 Satz 1 kann die Zentralbehörde (§ 21 Abs. 2) die Rückgabe der Zeugnisse anordnen. In diesem Falle finden die Vorschriften im Abs. 2 Satz 2 entsprechende Anwendung.

§ 52.

Die Gebühren für die gesamte Prüfung betragen 155 ℳ.

Davon sind zu berechnen:

für den Prüfungsabschnitt I		10 ℳ,
„ „ „ II		30 „
„ und zwar für Teil 1	20 ℳ,	
„ „ 2	10 „	
für den Prüfungsabschnitt III		20 „
„ „ „ IV		30 „
„ und zwar für Teil 1	20 ℳ,	
„ „ 2	10 „	
für den Prüfungsabschnitt V		25 „
„ „ „ VI		10 „
„ sächliche und Verwaltungskosten		30 „
	zusammen	155 ℳ.

---

[1]) Vgl. S. 16, Fußnote 8.

Bei Wiederholungen kommen für den betreffenden Abschnitt oder Teil eines Abschnitts außer den anzusetzenden Gebühren jedesmal 4 *ℳ.* für sächliche und Verwaltungskosten zur nochmaligen Erhebung. Diese Bestimmung findet für den Fall der Fortsetzung einer unterbrochenen Prüfung sinngemäße Anwendung.

Die Entschädigungen für den Vorsitzenden und dessen Stellvertreter werden nach Maßgabe ihrer Mühewaltung von der Zentralbehörde (§ 21 Abf. 2) am Ende jedes Prüfungsjahrs festgesetzt und aus dem Betrage für sächliche und Verwaltungskosten bestritten.

Über die Verwendung der bei diesem Betrag erwachsenen Ersparnisse sowie der verfallenen Gebühren (§ 50) entscheidet die Zentralbehörde (§ 21 Abf. 2).

§ 53 [1]).

Wer die ärztliche Prüfung im Deutschen Reiche vollständig bestanden hat oder die Approbation als Arzt für das Gebiet des Deutschen Reichs besitzt, hat dem Gesuch um Zulassung zur zahnärztlichen Prüfung die Bescheinigung über die bestandene ärztliche Prüfung oder die Approbation als Arzt beizufügen, im übrigen aber nur den Nachweis zu führen, daß er mindestens je zwei Halbjahre an einem Kursus in der Zahnersatzkunde und an einem Kursus in der konservierenden Behandlung der Zähne am Kranken regelmäßig teilgenommen und eine Poliklinik für Zahn- und Mundkrankheiten regelmäßig besucht hat.

Er hat die zahnärztliche Prüfung nur im Abschnitte II Teil 1, ausschließlich der Prüfung in der Erkennung der Haut- und syphilitischen Krankheiten und in den klinischen Untersuchungsmethoden, sowie in den Abschnitten III bis V, außerdem aber noch die für die zahnärztliche Vorprüfung vorgeschriebene Prüfung in der Zahnersatzkunde abzulegen.

Die Ermittelung der Gesamtzensur erfolgt in der Weise, daß die Zensuren für die Abschnitte II bis V und für die Prüfung in der Zahnersatzkunde zusammengezählt werden und die sich ergebende Summe durch 5 geteilt wird. Mit den sich etwa ergebenden Brüchen wird gemäß § 46 Abf. 2 Satz 3 verfahren.

Die Gebühren für die gesamte Prüfung betragen auch in diesem Falle 155 *ℳ.* Bei der Wiederholung oder Fortsetzung von Prüfungen finden die Bestimmungen des § 19 Abf. 3, § 52 Abf. 3 Anwendung.

C. **Erteilung der Approbation.**

§ 54.

Die Approbation wird nach dem beigefügten Muster 5 [2]) ausgestellt.

§ 55.

Dem Reichskanzler [3]) werden von der Zentralbehörde (§ 49 Abf. 2) Verzeichnisse der in dem abgelaufenen Prüfungsjahr Approbierten mit den auf die zahnärztliche Prüfung bezüglichen Akten eingereicht; diese werden der Zentralbehörde zurückgesendet.

D. **Ausnahmen.**

§ 56.

Über Zulassung der im § 3 Abf. 1, § 6 Abf. 2, § 6 Abf. 3, § 7 Abf. 2, § 8 Abf. 2, § 13 Abf. 3, § 15 Abf. 6, § 16 Abf. 1, § 17, § 23 Abf. 3, § 24 Abf. 2, § 26 Abf. 4, § 48 Abf. 4, § 50 Abf. 6, § 51 Abf. 1 und § 59 Abf. 2 vorgesehenen Ausnahmen entscheidet der Reichskanzler [4]) in Übereinstimmung mit der zuständigen Zentralbehörde (§ 3 Abf. 2, § 21 Abf. 2).

E. **Schluß- und Übergangsbestimmungen.**

§ 57.

Auf die vorgeschriebene Studienzeit ist die Militärdienstzeit nicht anzurechnen.

§ 58.

Vorstehende Bestimmungen treten am 1. Oktober 1909 in Kraft.

---

[1]) Vgl. S. 88.
[2]) Vgl. S. 91.

[3]) Vgl. S. 16, Fußnote 8.
[4]) Vgl. S. 16, Fußnote 8.

§ 59.

Die Studierenden, die vor dem 1. Dezember 1909 ihre zahnärztliche Ausbildung begonnen haben, dürfen, sofern sie sich spätestens am 1. Oktober 1913 zur Ablegung der zahnärztlichen Prüfung melden, auf Antrag diese Prüfung (einschließlich etwaiger Wiederholungsprüfungen) unbeschadet der Bestimmung des § 60 nach den bisherigen Vorschriften ablegen.

Andernfalls sind sie zwar von der Erbringung des Vorbildungsnachweises nach § 6 befreit, haben sich aber der zahnärztlichen Vorprüfung sowie der zahnärztlichen Prüfung nach den vorstehenden Bestimmungen zu unterziehen. Ausnahmen können nur aus besonderen Gründen und nicht über den 1. Oktober 1914 gestattet werden (§ 56)

§ 60.

Die Bestimmungen des § 2 Abf. 3, § 22, § 48 Abf. 4, § 50 Abf. 6 gelten für alle eit dem 1. Oktober 1909 begonnenen Prüfungen.

Für Änderungen der Prüfungsordnung ist der Reichsrat[1]) zuständig.

B. Studienplan für Studierende der Zahnheilkunde.

Beginn Oftern	Beginn Michaelis
I. Semester (Sommer)	**I. Semester (Winter)**
Zahnärztliche Materialkunde. Herstellungsmethoden des Zahnersatzes. Anorganische Chemie. Zahntechnisch-propädeutischer Kursus 1. Teil. Praktikum der zahnärztlichen Materialkunde.	Zahnärztliche Materialkunde. Anatomie 1. Teil. Physik (Ausgewählte Kapitel). Praktikum der zahnärztlichen Materialkunde. Anatomische Präparierübungen.
II. Semester (Winter)	**II. Semester (Sommer)**
Zahnärztliche Materialkunde. Anatomie 1. Teil. Physik (Ausgewählte Kapitel). Organische Chemie. Chemisches Praktikum. Anatomische Präparierübungen.	Zahnärztliche Materialkunde. Herstellungsmethoden des Zahnersatzes. Anorganische Chemie. Anatomie 2. Teil. Allgemeine Histologie und Entwickelungsgeschichte. Zahntechnisch-propädeutischer Kursus. Mikroskopisch-anatomischer Kursus.
III. Semester (Sommer)	**III. Semester (Winter)**
Allgemeine Histologie und Entwickelungsgeschichte. Physiologie. Anatomie 2. Teil. Zahntechnisch-propädeutischer Kursus. Konservierende Zahnheilkunde am Phantom. Mikroskopisch-anatomischer Kursus.	Organische Chemie. Chemisches Praktikum. Zahntechnisch-propädeutischer Kursus. Konservierende Zahnheilkunde am Phantom. Physiologie.
IV. Semester	**V. Semester**
Allgemeine Chirurgie für Zahnärzte. Zahn- und Mundkrankheiten 1. Teil. Allgemeine pathologische Anatomie. Arzneimittel- und Giftlehre. Pathologie und konservierende Therapie der Zähne (allg. Teil). Allgemeine Bakteriologie. Röntgenphotographie und Diagnostik. Pathologisch-anatomischer Kursus. Kursus der klinischen Untersuchungsmethoden. Konservierende Zahnheilkunde am Kranken.	Arzneimittel- und Giftlehre (Fortsetzung). Zahn- und Mundkrankheiten (2. Teil). Spezielle zahnärztlich-chirurgische Operations- und Instrumentenlehre. Pathologie und konservierende Therapie der Zähne (spezieller Teil). Klinische Zahnersatzkunde (1. Teil). Zahnärztlich-chirurgische Propädeutik. Konservierende Zahnheilkunde am Kranken (Fortsetzung). Poliklinik für Zahn- und Mundkrankheiten (Auskultant). Klinisches Praktikum der Zahnersatzkunde (1. Sem.).

---

[1]) Vgl. S. 17, Fußnote 2.

Beginn Oſtern	Beginn Michaelis
VI. Semeſter	**VII. Semeſter**
Spezielle Entwickelung und Hiſtologie der Zähne. Kliniſche Zahnerſatzkunde (2. Teil). Konſervierende Zahnheilkunde am Kranken (Fortſetzung). Kliniſches Praktikum der Zahnerſatzkunde (II. Semeſter). Poliklinik für Zahn- und Mundkrankheiten (Praktikant).	Kliniſche Zahnerſatzkunde 3. Teil. Gerichtliche und ſoziale Zahnheilkunde. Paraſitäre Erkrankungen und Hygiene der Mundhöhle. Konſervierende Zahnheilkunde am Kranken (Fortſetzung). Kliniſches Praktikum der Zahnerſatzkunde (III. Semeſter). Kurſus der Orthodontie. Poliklinik für Zahn- und Mundkrankheiten (Praktikant). Klinik der Haut- und ſyphilitiſchen Krankheiten. Röntgenverfahren in der Zahnheilkunde mit Demonſtrationen.

C. Zahnärztliche Vorprüfung.

Der Studierende der Zahnheilkunde wird nach Zurücklegung von drei Semeſtern[1]) zahnärztlichen Studiums und Beibringung der in den §§ 6—9 der Prüfungsordnung vorgeſchriebenen Nachweiſe zur zahnärztlichen Vorprüfung (§§ 11—12) vom Vorſitzenden der Kommiſſion für dieſe Prüfung zugelaſſen. Kriegsdienſt wird auf dieſes Studium nicht angerechnet. Dagegen kann mit miniſterieller Genehmigung ausnahmsweiſe ein dem zahnärztlichen verwandtes Univerſitätsſtudium oder gleichwertiges Hochſchulſtudium (§ 7 Abſ. 2) vorausgeſetzt, daß Vorleſungen aus dem Gebiete der zahnärztlichen Wiſſenſchaft gehört ſind, und eine anderweite Prüfung in den Naturwiſſenſchaften (§ 13) auf die zahnärztliche Vorprüfung angerechnet werden. Die Anrechnung eines ſolchen Studiums kann in der Regel nur als ein Semeſter auf die für die Zulaſſung zur zahnärztlichen Vorprüfung nachzuweiſende Studienzeit in Frage kommen, da die beiden anderen Semeſter beſonders für die in § 8 vorgeſchriebenen beiden Kurſe in der Zahnerſatzkunde beſtimmt ſind. Im übrigen gelten die im Teil III, S. 23 ff. angegebenen Grundſätze ſinngemäß auch für die zahnärztliche Vorprüfung. Wegen des Lateinnachweiſes für Oberrealſchüler vgl. S. 20. Kriegsteilnehmer werden auf die im Teil VIII, S. 64 aufgeführten Vergünſtigungen verwieſen.

Vorausſetzung für die Zulaſſung.

D. Zahnärztliche Prüfung.

Nach Erwerbung der in § 26 genannten Zeugniſſe und Zurücklegung weiterer vier Semeſter[2]) iſt die Meldung zur zahnärztlichen Prüfung (§§ 29 bis 41) unter Beifügung einer Geburtsurkunde, der Ausweiſe über den Kriegsdienſt und der in den §§ 23—27 vorgeſchriebenen Nachweiſe beim Vorſitzenden der zahnärztlichen Prüfungskommiſſion zuläſſig. Dieſer übermittelt das Geſuch nach Prüfung (vgl. hierzu S. 30) an die Landeszentralbehörde, deren Entſcheidung abzuwarten iſt, bevor mit der Prüfung begonnen werden darf (Prüfungstermine § 22 Abſ. 1).

Vorausſetzung für die Zulaſſung.

Wegen der übrigen Formalitäten finden die in Teil IV, S. 28 ff. angegebenen Vorſchriften ſinngemäß Anwendung.

---

[1]) Vgl. S. 79, Fußnote 4.   [2]) Vgl. S. 79, Fußnote 4.

Beschluß des Bundesrats vom 1. Februar 1917:

Kriegsdienst usw. Den Studierenden der Zahnheilkunde kann der Kriegsdienst bis zur Dauer eines halben Jahres auf die für die Zulassung zur zahnärztlichen Prüfung nach vollständig bestandener Vorprüfung nachzuweisende Studienzeit angerechnet werden. Die gemäß § 25 der Prüfungsordnung für Zahnärzte nach vollständig bestandener Vorprüfung zurückzulegende Studienzeit von mindestens drei Halbjahren darf durch Anrechnung von Kriegsdienst nicht gekürzt werden.

(Vgl. hierzu die Ausführungsbestimmungen S. 66.)

Wegen Anrechnung von vaterländischem Hilfsdienst finden der Beschluß des Bundesrats vom 5. 12. 18 (S. 70) und von Zwischensemestern — auch bestimmungswidrig belegten — die Vorschriften S. 71 ff. sinngemäß Anwendung. Voraussetzung für die Gewährung aller Vorteile ist, daß die Approbation nicht früher erlangt wird, als es bei regelrechtem Schul- und Universitätsbesuch unter gewöhnlichen Verhältnissen frühestens möglich gewesen wäre.

Kommission Bei der Zusammensetzung der zahnärztlichen Prüfungskommission soll als Prüfer für den ersten Teil des Abschnitts II (Prüfung in den Zahn- und Mundkrankheiten) ein Zahnarzt und der Fachvertreter für Haut- und syphilitische Krankheiten, dieser im Wechsel mit dem Vertreter für innere Medizin und für den ersten Teil des Abschnitts IV (Prüfung in der Chirurgie der Zahn- und Mundkrankheiten) ein Zahnarzt und ein Chirurg ernannt werden (K.M. 11. 2. 1916 — U I 94 —, M. J. 17. 3. 16 — M 16 028 —).

Medizin und Zahnheilkunde Die Bestimmungen des § 53 der Prüfungsordnung für Zahnärzte ermöglichen es solchen Kandidaten, die die ärztliche Prüfung im Deutschen Reiche vollständig bestanden haben, im Anschluß daran nach Zurücklegung eines weiteren zahnärztlichen Studiums von mindestens zwei Halbjahren sich zur zahnärztlichen Prüfung zu melden. Zur Ablegung der ärztlichen und zahnärztlichen Prüfung ist demnach ein Studium von insgesamt 12 Semestern nachzuweisen.

Von dieser Mindestforderung wird grundsätzlich auch in denjenigen Fällen nicht abzuweichen sein, in denen umgekehrt ein Kandidat zunächst die zahnärztliche und dann die ärztliche Prüfung abzulegen beabsichtigt. Von dem nachzuweisenden zahnärztlichen und medizinischen Gesamtstudium von mindestens 12 Halbjahren müssen 4 Halbjahre medizinischen Studiums nach vollständig bestandener Vorprüfung zurückgelegt sein. (R.J. 8. 3. 21 — II A 2287 —).

Das Praktische Jahr der Mediziner darf zum zahnärztlichen Studium nicht benutzt werden. Die Approbation als Arzt und als Zahnarzt werden den Kriegsabiturienten auch in solchen Fällen nicht früher erteilt, als dies bei regelrechtem Schul- und Universitätsbesuch in Friedenszeiten möglich gewesen wäre.

E. Approbation als Zahnarzt.

Voraussetzung für die Approbation Nach Beendigung der zahnärztlichen Prüfung reicht der Vorsitzende der Prüfungskommission die Prüfungsverhandlungen der Landeszentralbehörde ein. Diese befindet darauf über die Erteilung der Approbation als Zahnarzt.

Wegen Bedeutung usw. der Approbation vgl. Teil VII S. 62.

F. Muster.

Als **Muster** empfohlen (R.K. 23. 11. 09 — III B 5903 —, K.M. 31. 1. 10 — M 20 602 U I).

Gesuch um Zulassung zur zahnärztlichen Vorprüfung.

.................., den ....19..

Eure Hochwohlgeboren bitte ich, mich auf Grund der in der Anlage in Urschrift beigefügten Nachweise:

1. des Zeugnisses der Reife von be.............
....
vom .... 19...

2. des Nachweises eines zahnärztlichen Studiums von .... Halbjahren, nämlich an der Universität
in .... von .... 19..
bis .... 19..
in .... von .... 19..
bis .... 19..

3. der Nachweise, daß ich
..... Halbjahr.. an den Präparierübungen in
........................,
..... Monate an einem mikroskopisch-anatomischen Praktikum in ....,
..... Monate an einem chemischen Praktikum in
........................,
..... Halbjahre an einem Kursus in der Zahn-ersatzkunde in ....
regelmäßig teilgenommen habe,

4. der Ausweise über den Kriegsdienst
zur Ablegung der zahnärztlichen Vorprüfung vor der hiesigen Prüfungskommission im $\frac{\text{Winter-}}{\text{Sommer-}}$halbjahr 19..
zulassen zu wollen.

(Name) ....
(Wohnung) ....
(Geburtsort) ....
(Kreis usw.)

An
den Herrn Vorsitzenden der Prüfungskommission
für die zahnärztliche Vorprüfung

in

....

Als **Muster** empfohlen (R.K. 23. 11. 09 — III B 5903 —, K.M. 31. 1. 10 — M 20 602. U I).

Gesuch um Zulassung zur zahnärztlichen Prüfung.

.................., den .... 19..

....
bitte ich gehorsamst, mich auf Grund der in der Anlage in Urschrift beigefügten Nachweise:

1. des Zeugnisses der Reife von de............

   vom .... 19..,

2. des Nachweises eines zahnärztlichen Studiums von
   .....Halbjahren, nämlich an der Universität
   in .... von .... 19..
   bis .... 19..
   in ....
   ....
   ....
   ....

3. der Nachweise, daß ich vor Beginn der zahnärztlichen Vorprüfung ..... Halbjahr.. an den Präparierübungen in ....,
   ..... Monate an einem mikroskopisch-anatomischen
   Praktikum in ....,
   .....Monate an einem chemischen Praktikum in
   ...., ... Halbjahre an
   einem Kursus in der Zahnersatzkunde in ....
   .... regelmäßig teilgenommen
   habe,

4. des Zeugnisses über die in ....
   vollständig bestandene zahnärztliche Vorprüfung
   vom .... 19..,

5. der Nachweise, daß ich nach vollständig bestandener
   Vorprüfung

   a) ..... Halbjahre an einem Kursus der kon-
      servierenden Behandlung der Zähne am
      Kranken,

   b) ..... Halbjahre an einem Kursus in der
      Zahnersatzkunde,

   c) ..... Monate an einem Kursus der klinischen
      Untersuchungsmethoden
      regelmäßig teilgenommen,

   d) ..... Halbjahre die Poliklinik für Zahn- und
      Mundkrankheiten in ....,

   e) ..... Monate die $\dfrac{\text{Klinik}}{\text{Poliklinik}}$ für Haut- und

   syphilitische Krankheiten in ....
   regelmäßig besucht habe,

   { an einem Kursus für Haut- und syphilitische Krankheiten in der entsprechenden
   Abteilung des von der Zentralbehörde ermächtigten Krankenhauses in ....
   vom .... 19.. bis ....19..
   regelmäßig teilgenommen habe,

   sofern eine Klinik oder Poliklinik dieser Art am Universitätsorte nicht besteht

6. eines eigenhändig geschriebenen Lebenslaufs,

falls die Meldung nicht als-
bald nach dem Abgang von
der Universität erfolgt

7. eines amtlichen Zeugnisses über meine Führung in der Zeit von .... 19..
bis .... 19..

8. einer Geburtsurkunde,

9. der Ausweise über den Kriegsdienst

zur Ablegung der zahnärztlichen Prüfung vor der Prüfungskommission in .... in der im $\frac{\text{Oktober}}{\text{März}}$ d. Js. beginnenden Prüfungsperiode hochgeneigtest zulassen zu wollen.

(Name) ....
(Wohnung) ....
(Geburtsort)
(Kreis usw.) ....

Muster 1 (zu § 9 der Prüf.-Ord. für Zahnärzte) betr. das Zeugnis über die Teilnahme an den Übungen usw. entspricht dem Muster 1 zu § 9 der Prüf.-Ord. für Ärzte, S. 27.

Muster 2 (zu § 18 der Prüf.-Ord. für Zahnärzte).

Zeugnis

der

Prüfungskommission in ....

über die

zahnärztliche Vorprüfung des Studierenden der Zahnheilkunde

....

Dem Studierenden der Zahnheilkunde ....
aus .... ist bei der mit ihm abgehaltenen Vorprüfung

1. in der Anatomie . . . . . die Zensur: ....
2. =   = Physiologie . . . =   = ...
3. =   = Physik . . . . . =   = ...
4. =   = Chemie . . . . . =   = ...
5. =   = Zahnersatzkunde . . =   = ...

[somit die Gesamtzensur ....] erteilt worden.
   (Falls der Studierende eine Wiederholungsprüfung abzulegen hat, unter Fortfall von []: Die Prüfung in .... darf frühestens nach .... wiederholt werden, jedoch hat die Meldung zur Wiederholungsprüfung spätestens bis zum .... zu erfolgen.)
.... , den .... 19..

Der Vorsitzende der Prüfungskommission.
(Siegel der Prüfungskommission.)   (Name.)

Muster 3 (zu § 18 der Prüf.-Ord. für Zahnärzte) betr. das Zeugnis über die Wiederholungsprüfung ist ähnlich einzurichten wie Muster 3 zu § 17 der Prüf.-Ord. für Ärzte, S. 28, ebenso

Muster 4 (zu § 26 der Prüf.-Ord. für Zahnärzte) betr. den Praktikantenschein entspricht dem Muster 4 zu § 25 der Prüf.-Ord. für Ärzte, S. 34.

Muster 5 (zu § 54 der Prüf.-Ord. für Zahnärzte).

Nachdem der Kandidat der Zahnheilkunde ....
aus .... am ...<u>ten</u> .... 19... die zahnärztliche Prüfung vor der Prüfungskommission in ....

mit der Zensur „.........................." bestanden hat, wird ihm hierdurch die Approbation als Zahnarzt mit der Geltung vom bezeichneten Tage ab für das Gebiet des Deutschen Reichs gemäß § 29 der Reichs-Gewerbeordnung erteilt.

.........................., den ...<u>ten</u>............... 19...

(Siegel und Unterschrift der approbierenden Behörde.)

Approbation
für

....

als Zahnarzt.

(Für die Ausfertigung einer Approbation wird in Preußen eine Stempel-gebühr von 6 ℳ erhoben.)

X. Ausländer.

A. Behandlung von ausländischen Studierenden.

Zulassung zum Studium

Ausländer, die an preußischen Hochschulen studieren wollen und sich noch im Auslande befinden, haben in Zukunft ihre Anträge nicht mehr unmittelbar bei der betreffenden Hochschule, sondern nach Maßgabe der zwischen den deutschen Hochschulstaaten vereinbarten, hier beigefügten „Richtlinien für das Studium von Ausländern an deutschen Hochschulen" bei der für ihren Wohnort zuständigen deutschen Auslandsvertretung einzureichen. Die Auslandsvertretung leitet die Gesuche durch Vermittelung des Auswärtigen Amtes an das hiesige Ministerium weiter, das über die Bewerbungen Entscheidung trifft und den Hochschulen hiervon Mitteilung zugehen läßt. Die Benachrichtigung der Gesuchsteller erfolgt durch die Auslandsvertretungen, die die Anträge eingereicht haben.

Gesuche von Ausländern, die sich schon im Inlande aufhalten, können in der bisherigen Weise dort angenommen und mir zur Entscheidung vorgelegt werden. Für das Sommersemester 1921 kann dieses Verfahren auch noch allgemein für die dort eingehenden Gesuche beibehalten werden.

Gleichzeitig weise ich darauf hin, daß für die Zulassung von ausländischen Studierenden als Gastzuhörer ebenfalls meine vorherige Genehmigung notwendig ist.

Berlin, den 29. 1. 1921.

Der Minister für Wissenschaft, Kunst und Volksbildung.
U I 20 067 U I T.

Richtlinien
für das Studium von Ausländern an deutschen Hochschulen.

1. An den deutschen Hochschulen können Ausländer zum Studium zugelassen werden, soweit die Verhältnisse der einzelnen Hochschulen es gestatten und Plätze an ihnen verfügbar sind. Vorbedingung für die Zulassung jedes Ausländers ist, daß sein Heimatstaat Gegenseitigkeit gewährt, d. h. daß in ihm die deutschen Reifezeugnisse in gleichem Umfang wie die entsprechenden inländischen Zeugnisse als ausreichender Nachweis der schulwissenschaftlichen Vorbildung für die Zulassung zu seinen Hochschulen uneingeschränkt anerkannt und demgemäß Deutsche auf Grund solchen Nachweises in gleicher Weise wie Inländer zu seinen Hochschulen zugelassen werden.

2. Von dem Ausländer sind bei Beantragung seiner Zulassung zum Studium an einer deutschen Hochschule folgende Nachweise vorzulegen:

a) Ein Zeugnis (erforderlichenfalls nebst beglaubigter deutscher Überssetzung), das im Heimatlande des Gesuchstellers für Zulassung zum Hochsschulstudium berechtigt; über diese Berechtigung ist eine besondere Bescheinigung beizubringen, soweit sich nicht schon ein entsprechender Vermerk auf dem Zeugnis selbst befindet. Außerdem muß dieses Zeugnis dem Reifezeugnis einer deutschen neunstufigen höheren Lehranstalt (Gymnasium, Realgymnasium, Oberrealschule) gleichwertig sein.

b) Der Nachweis ausreichender Kenntnisse in der deutschen Sprache. Über das Maß dieser Kenntnisse ist eine tunlichst von deutscher fachmännischer Seite ausgestellte Bescheinigung vorzulegen. Eine Nachprüfung der Sprachskenntnisse durch die in Frage kommende deutsche Hochschule bleibt vorbehalten. Gegebenenfalls kann die Zulassung an die Bedingung geknüpft werden, daß der Ausländer sich die erforderlichen Kenntnisse baldigst durch Teilnahme an von der Hochschule eingerichteten oder anerkannten deutschen Sprachskursen aneignet und sich darüber ausweist.

c) Ein selbstgeschriebener Lebenslauf.

d) Ein Nachweis darüber, daß der Studierende die erforderlichen Mittel zum Studium besitzt.

3. Die Gesuche um Zulassung zum Hochschulstudium in Deutschland sind, sofern der Gesuchsteller seinen Wohnsitz im Auslande hat, mit allen erforderlichen Unterlagen bei der zuständigen deutschen Auslandsvertretung so frühzeitig wie möglich einzureichen, in der Regel jedenfalls so zeitig, daß mit ihrer Übermittelung an die zuständigen deutschen Unterrichtsministerien bei Anmeldung zum Sommersemester spätestens zum 1. März, bei Ansmeldung zum Wintersemester spätestens zum 1. September, zu rechnen ist.

Ausländer, welche für die Meldung zur Vorprüfung oder Prüfung die Anerkennung eines ausländischen Reifezeugnisses oder die Genehmigung anderer Ausnahmen von den Prüfungsordnungen für Ärzte und Zahnärzte wünschen, müssen außerdem rechtzeitig — möglichst zu Beginn ihres letzten Studiensemesters — die ministerielle Genehmigung nachsuchen. Diesem Antrage, der in Preußen an den Minister für Volkswohlfahrt zu richten ist, sind beizufügen (und zwar in Urschrift sowie — bei fremdsprachigen Zeugnissen — in beglaubigter deutscher Übersetzung):

Zulassung zu den Prüfungen

1. das Reifezeugnis,
2. sämtliche Studiennachweise (Universitätsabgangszeugnisse, Anmeldebuch und Praktikantenscheine),
3. Lebenslauf,
4. Ausweis über die Staatsangehörigkeit.

Approbation.

Nach dem in § 1 der Reichsgewerbeordnung aufgestellten Grundsatz der Gewerbefreiheit, welcher auch in § 29 dieser Gewerbeordnung bezüglich der Ärzte und Zahnärzte nicht nach der Richtung der Staatsangehörigkeit eingeschränkt wurde, ist eine unterschiedliche Behandlung von Ausländern, welche sämtlichen Bedingungen der Prüfungsordnungen entsprechen (deutsches Reifezeugnis, Studium an deutschen Universitäten usw.) gegenüber den

Reichsdeutschen nicht begründet. Solchen Ausländern wird deshalb die Zulassung zu den Prüfungen ohne Vorbehalt genehmigt und die Approbation nach Erfüllung der Bedingungen der Prüfungsordnung erteilt.

Wird aber für die eine oder andere Zulassungsbedingung Dispens in Anspruch genommen, so kann zwar die Zulassung zu den Prüfungen genehmigt, danach aber nicht die Genehmigung zum Eintritt in das Praktische Jahr und die Approbation als Arzt, sondern nur ein Ausweis über das Prüfungsergebnis erteilt werden.

Promotion. Ausländern, denen für ihre spätere Tätigkeit im Ausland der Nachweis einer in Deutschland erworbenen medizinischen Ausbildung bzw. der Besitz des in Deutschland erworbenen Doktortitels von Wert ist, die aber die Zulassung zur ärztlichen Prüfung nicht anstreben, ist an einzelnen deutschen Universitäten die Möglichkeit einer Ausländerpromotion gegeben (vgl. Teil XII S. 103).

Eine derartige Promotionsprüfung auf Grund der Promotionsordnung der Medizinischen Fakultät, die für die Meldung zuständig ist, ist jedoch von einer ärztlichen Prüfung auf Grund der Prüfungsordnung für Ärzte vor der ärztlichen Prüfungskommission grundsätzlich verschieden und kann daher auch niemals zu entsprechenden Folgerungen führen (R.J. 6. 12. 20 — II A 8219).

B. Behandlung von im Auslande Approbierten und Promovierten.

Voraussetzung für die Erteilung der deutschen Approbation. Die Anerkennung eines im Auslande erworbenen Arztdiploms an Stelle der deutschen Approbation ist nicht zulässig.

Wenn im Auslande Approbierte die Approbation als Arzt oder Zahnarzt für das Gebiet des Deutschen Reiches erlangen wollen, müssen sie entweder

a) die Bedingungen der Prüfungsordnungen oder

b) die Voraussetzungen der Bekanntmachung des Bundeskanzlers vom 9. 12. 1869 (f. S. 62)

erfüllen.

Zu a: Vgl. S. 93. Die Frage, inwieweit für die Zulassung zur Prüfung ausländische Zeugnisse und Studien angerechnet werden können, wird von Fall zu Fall entschieden. Falls solche Ausnahmen von der Prüfungsordnung in Anspruch genommen sind, kann über die bestandene ärztliche oder zahnärztliche Prüfung nur eine entsprechende Bescheinigung und die Zulassung zum Praktischen Jahr nebst der Approbation nach bestandener Prüfung erst erteilt werden, wenn die Einbürgerung erfolgt ist.

Zu b: Wenn die Voraussetzungen der genannten Bekanntmachung des Bundeskanzlers vom 9. 12. 1869 (wissenschaftlich erprobte Leistungen) — vgl. S. 62 — vorliegen, kann die Erteilung der Approbation unter Befreiung von der Ablegung der ärztlichen Prüfung und der Ableistung des Praktischen Jahres ausnahmsweise nach Anhörung einer deutschen Prüfungskommission bei Ausländern erfolgen, welche die Einbürgerung im Deutschen Reich erlangt und eine Anstellung bei einer Staats- oder Kommunalbehörde in Aussicht haben. Hierzu sind beizubringen: Lebenslauf, Reifezeugnis, Studiennachweise, Prüfungszeugnisse, Doktor- und Arztdiplom, Zeugnisse über die bisherige Tätigkeit, wissenschaftliche Arbeiten, polizeiliches Führungszeugnis, Geburts- und Einbürgerungsurkunde.

C. Ausübung der Heilkunde seitens ausländischer Ärzte ohne deutsche Approbation.

Die Ausübung der Heilkunde ist in Deutschland ein freies Gewerbe. Die ausländischen Ärzte sind daher reichsgesetzlich nicht gehindert, ihren Beruf im Deutschen Reiche auszuüben. Reichsgesetzliche Beschränkungen bestehen nur insoweit, als für die Bezeichnung als Arzt durch § 29 der Gewerbeordnung vom 21. Juni 1869 (RGBl. 1900, S. 871) — f. S. 62 — eine Approbation vorgeschrieben, und als den nicht approbierten Personen durch § 56a der Gewerbeordnung[1]) die Ausübung der Heilkunde im Umherziehen und durch § 8 des Impfgesetzes vom 8. April 1874 (RGBl. S. 31)[2]) das Impfen verboten ist. Außerdem ist das Verordnen stark wirkender Arzneimittel den approbierten Ärzten vorbehalten (Bundesrats-Beschluß vom 13. 5. 1896).

Im Auslande Approbierte ohne deutsche Approbation dürfen nach § 29 der Gewerbeordnung auch nicht als Hilfsärzte in einer staatlichen oder kommunalen Krankenanstalt angestellt werden (K.M. 1. 11. 06 — M. 19567 — M.Bl. S. 462). Bei Anstellung eines solchen als einziger Hilfsarzt in einer privaten Krankenanstalt kann für diese unter Umständen die Ermächtigung zur Annahme von Medizinalpraktikanten nicht aufrecht erhalten werden.

Im Auslande Approbierte ohne deutsche Approbation dürfen in Krankenanstalten nur als Intern- oder Volontärassistenten beschäftigt werden, aber nicht selbständig ordinieren und keine stark wirkenden Arzneimittel verschreiben. Ihre Bezeichnung als Hilfs a r z t oder Assistenz a r z t oder eine solche ähnlicher Art ist aber nicht angängig (vgl. § 147 der Reichsgewerbeordnung[3]). Ebenso können sie auf ihren Antrag als Hilfspersonen im Sinne des § 122 der Reichsversicherungsordnung[4]) zur Kassenpraxis zugelassen und es kann ihnen gemäß Abs. 2 dieser Vorschrift gestattet werden, Kassenmitglieder selbständig zu behandeln.

Wegen Führung des ausländischen Doktortitels vgl. Abschnitt XII, S. 106.

(Marginalien: Beschränkungen. Anstellung und Bezeichnung. Doktortitel.)

---

[1]) § 56a der Reichsgewerbeordnung:
Ausgeschlossen vom Gewerbebetrieb im Umherziehen sind ferner:
1. die Ausübung der Heilkunde, insoweit der Ausübende für dieselbe nicht approbiert ist;
2. usw.

[2]) § 8 des Impfgesetzes vom 8. April 1874 (RGB. S. 31):
Außer den Impfärzten sind ausschließlich Ärzte befugt, Impfungen vorzunehmen. usw.

[3]) § 147 der Reichsgewerbeordnung lautet:
Mit Geldstrafe bis zu 300 M. und im Unvermögensfalle mit Haft wird bestraft:
1. bis 2. usw.
3. wer, ohne hierzu approbiert zu sein, sich als Arzt (Wundarzt, Augenarzt, Geburtshelfer, Zahnarzt, Tierarzt) bezeichnet, oder sich einen ähnlichen Titel beilegt, durch den der Glauben erweckt wird, der Inhaber desselben sei eine geprüfte Medizinalperson;
4. usw.

[4]) § 122 der Reichsversicherungsordnung lautet:
Die ärztliche Behandlung im Sinne dieses Gesetzes wird durch approbierte Ärzte, bei Zahnkrankheiten auch durch approbierte Zahnärzte (§ 29 der Gewerbeordnung) geleistet. Sie umfaßt Hilfeleistungen anderer Personen, wie Bader, Hebammen, Heildiener, Heilgehilfen, Krankenwärter, Masseure u. dgl. sowie Zahntechniker, nur dann, wenn der Arzt (Zahnarzt) sie anordnet oder wenn in dringenden Fällen kein approbierter Arzt (Zahnarzt) zugezogen werden kann.
Die oberste Verwaltungsbehörde kann bestimmen, wie weit auch sonst Hilfspersonen innerhalb der staatlich anerkannten Befugnisse selbständige Hilfe leisten können.

XI. Geschäftliches
für die preußischen Prüfungskommissionen.

Aufgaben. Die Obliegenheiten der Prüfungskommissionen im allgemeinen regelt

1. die Prüfungsordnung für Ä r z t e ,
    a) für die V o r p r ü f u n g s kommission in §§ 3—5, § 7 Abs. 1, §§ 10—18,
    b) für die P r ü f u n g s kommission in § 20, §§ 28—58,
2. die Prüfungsordnung für Z a h n ä r z t e
    a) für die V o r p r ü f u n g s kommission in §§ 3—5, §§ 10—19,
    b) für die P r ü f u n g s kommission in § 21, §§ 29—53.

Selbständige Entscheidung. Die Vorsitzenden der Kommissionen für die ärztliche und die zahnärztliche Vorprüfung entscheiden s e l b s t ä n d i g :

1. über die Zulassung von Studierenden zur Vorprüfung (soweit Ausnahmen von der Prüfungsordnung in Frage kommen und die Entscheidung hierüber nicht dem Vorsitzenden zusteht, ist die Zulassung erst nach Bewilligung der Ausnahmen statthaft),
2. über Gesuche von K r i e g s t e i l n e h m e r n um Stundung des im § 6 Abs. 3 und 4 der Prüfungsordnungen für Ärzte und Zahnärzte vorgesehenen Nachweises über Kenntnisse in der lateinischen Sprache bis zur späteren Meldung zur ärztlichen oder zahnärztlichen Prüfung (K.M. 12. 6. 19 — U I 934) oder um Anerkennung eines Zeugnisses über die erfolgreiche Teilnahme an einem zweisemestrigen Lateinkursus einer Universität als ausreichender Nachweis im Sinne des § 6 Abs. 3 und 4 der genannten Prüfungsordnungen (M. V. 31. 1. 20 — I M V 472 — 10. 6. 21 — I M V gen. 201),
    ferner, wenn
3. Kriegsdienst auf die für die Ablegung der ä r z t l i c h e n Vorprüfung vorgeschriebene Studienzeit als ein Semester anzurechnen ist (K. M. 16. 3. 17 — U I 683 —, 7. 7. 19 — U I 481),
4. Studium neben dem Kriegsdienst anzurechnen ist (K.M. 19. 2. 19 — U I 29, — 7. 7. 19 — U I 481),
5. die Anrechnung des Wintersemesters 1918/19 ausnahmsweise in Frage kommt (K.M. 23. 1. 19 — U I 1868/18 —, 7. 7. 19 — U I 481),
6. ein von reichsdeutschen Studierenden bei der Medizinischen Fakultät einer deutschen Universität ordnungsmäßig zurückgelegtes
    a) medizinisches Studium auf die für die Zulassung zur zahnärztlichen Vorprüfung nachzuweisende Studienzeit,
    b) zahnärztliches Studium auf die für die Zulassung zur ärztlichen Vorprüfung nachzuweisende Studienzeit
    bis zu e i n e m Semester anzurechnen ist,
7. die Anerkennung der während des Studiums zu 6 erworbenen, nach § 8 der Prüfungsordnungen für Ärzte und Zahnärzte erforderlichen Nachweise in Frage kommt (zu 6 und 7 M.V. 23. 7. 20 — I M V 5336),

8. Zulassung von Kriegsteilnehmern mit vorzeitigem Reifezeugnis, die ein Studium von fünf bzw. drei r e g e l m ä ß i g e n Semestern nachweisen, unter dem ausdrücklichen Vorbehalt, daß die Approbation nicht früher erteilt wird, als sie unter gewöhnlichen Verhältnissen bewilligt wäre (M.B. 14. 1. 20 — M 25688 —, 26. 5. 20 — I M V 3878).

Das Reichsministerium des Innern hat von der Mitwirkung bei der Bearbeitung folgender Angelegenheiten abgesehen:

Mitwirkung des R.I.

1. Anrechnung von ein oder zwei medizinischen Studiensemestern, die an schweizerischen oder österreichischen Universitäten mit deutscher Unterrichtssprache zurückgelegt sind (R.K. 10. 3. 13 — III B 953).

2. Anrechnung einer Studienzeit, die nach Erlangung des Reifezeugnisses einem dem medizinischen verwandten Studium gewidmet ist bis zu zwei Halbjahren auf die medizinische Studienzeit behufs ausnahmsweiser Zulassung zu den ärztlichen Prüfungen — § 7 Abs. 1 und 2 der Prüfungsordnungen für Ärzte und Zahnärzte.

3. Befreiung von der Beifügung des Nachweises, daß die Vorlesungen über topographische Anatomie, Pharmakologie und gerichtliche Medizin n a c h vollständig bestandener ärztlicher Vorprüfung gehört sein müssen — § 25 Abs. 1 Ziff. 3 der Prüfungsordnung für Ärzte (zu 2 und 3 R.K. 23. 12. 15 — III B 5624 —).

4. Erlaß des Praktischen Jahres wegen nichtmilitärärztlichen Kriegsdienstes auf Grund des Beschlusses des Reichsrats vom 24. 6. 20 — vgl. S. 68 — (R.J. 16. 3. 21 — II A 2594).

5. Ausnahmefälle, deren Entscheidung den Vorsitzenden der Kommissionen für die ärztliche und die zahnärztliche Vorprüfung übertragen ist (s. S. 96).

Gemäß § 19 der Prüfungsordnung für Ärzte und § 20 der Prüfungsordnung für Zahnärzte sind dem Reichskanzler (jetzt Reichsministerium des Innern) alljährlich Verzeichnisse der Kandidaten, welche die ärztliche bzw. zahnärztliche Vorprüfung in dem abgelaufenen Prüfungsjahre bestanden haben, mit den auf die Prüfung bezüglichen Akten einzureichen.

Kassen- und Rechnungsführung

Am Schlusse eines jeden Prüfungsjahres, spätestens bis zum 1. Oktober j. Js., ist deshalb von den Kommissionen der ärztlichen und zahnärztlichen Vorprüfung je ein alphabetisches Namensverzeichnis [1]) der von jeder Kommission in dem jeweils abgelaufenen Prüfungsjahre mit Erfolg geprüften Kandidaten der Medizin bzw. der Zahnheilkunde mit den zugehörigen, alphabetisch geordneten Prüfungsakten vorzulegen.

---

[1]) Muster:

Verzeichnis

derjenigen Kandidaten der ...., welche die .... Vorprüfung im Prüfungsjahre 19.... nach der Prüfungsordnung vom .... bestanden haben.

Lfde. Nr.	Zu- und Vorname	Geburtsort	Prüfungskommission	Gesamt-Zensur

In dem Begleitbericht ist je besonders anzugeben, wieviel Prüflinge die Vorprüfung in dem jeweils abgelaufenen Prüfungsjahr
   1. bestanden haben zusammen?   2. bestanden haben sehr gut?
   3. „ „ gut?   4. „ „ genügend?
   5. nicht beendet haben?
(M.B. 8. 8. 21 — I M V gen. 322.)

Weiterhin ist bis zu demselben Zeitpunkte eine ordnungsmäßig belegte Rechnung über die Vereinnahmung und Verwendung der im verflossenen Prüfungsjahre aufgekommenen Prüfungsgebühren (§ 18 der Prüfungsordnung für Ärzte, § 19 der Prüfungsordnung für Zahnärzte) dem Ministerium für Volkswohlfahrt einzureichen.

Falls Prüfungen vorbezeichneter Art nicht stattgefunden haben, ist Fehlanzeige zu erstatten (K.M. 16. 6. 04 — U I 645 —, 18. 5. 11 — U I 965 —).

Auf dem Titelblatt der Rechnung ist das vorgeschriebene Kalkulaturattest von einem bei der Rechnungslegung mitbeteiligten Beamten auszustellen.

Die Portoliquidation ist mit dem Attest der Richtigkeit, einer Zahlungsanweisung und der Bescheinigung zu versehen, daß die in Rechnung gestellten Portoausgaben lediglich im Interesse der betreffenden Prüfungskommission entstanden und sonach von anderen Personen weder ganz noch teilweise zu tragen gewesen sind (K.M. 30. 11. 93 — M 12 344 —).

Nach § 5 der Rechnungsordnung für die allgemeine Verwaltung sind als befähigt zur rechnerischen Prüfung und Feststellung von Rechnungen und Rechnungsbelegen anzusehen:

a) Alle Beamten, die einer Beamtenklasse angehören, der nach der von dem zuständigen Verwaltungschef im Einvernehmen mit der Oberrechnungskammer getroffenen Bestimmung die Befähigung zur Abgabe rechnerischer Bescheinigungen beiwohnt,

b) diejenigen Beamten, die für ihre Person von der Verwaltung nach Grundsätzen, die mit der Oberrechnungskammer vereinbart sind, als befähigt anerkannt sind.

Rechnerische Bescheinigungen können nicht erteilen:

a) Beamte, die bei der Kassen- und Materialienverwaltung einer Amtsstelle unmittelbar beteiligt sind, zu den ihre eigene Verwaltung berührenden Rechnungsbelegen usw. und

b) alle Beamte zu den von ihnen selbst aufgestellten Rechnungsbelegen usw.

Hiernach ist zur Feststellung der Rechnungen der Kommissionen für die ärztliche und die zahnärztliche Vorprüfung nebst Belegen ein nicht bei der Rechnungslegung beteiligter geeignetenfalls der mit der rechnerischen Prüfung der Abschlüsse der Universitätskasse betraute Beamte (in Berlin der Verwaltungsobersekretär beim Universitätskuratorium und in Frankfurt a. M. der Universitäts-Kuratorialsekretär) zu beauftragen.

Mit der Vollziehung der Bescheinigung über die rechnerische Prüfung und Feststellung wird die Verantwortung für die Richtigkeit aller zahlenmäßig zu ermittelnden Angaben übernommen. Die rechnerische Prüfung hat sich hiernach nicht auf die eigentliche rechnerische Feststellung der Belege zu beschränken, sondern auf eine Prüfung der den Berechnungen zugrunde liegenden Zahlenangaben nach den maßgebenden Vorschriften usw. mitzuerstrecken.

Für die Rechnungslegung gelten die Vorschriften der Rechnungsordnung und der Prüfungsordnungen für Ärzte und Zahnärzte.

Die vorgenannten Rechnungen nebst Unterlagen werden von den Vorsitzenden der betreffenden Kommissionen dem Universitätskuratorium zugesandt und sind von diesem nach Prüfung, Erledigung etwaiger Ausstellungen und rechnerischer Feststellung dem Minister für Volkswohlfahrt vorzulegen (M.B. 31. 10. 20 — I M V 8411, U I 3100).

Die sämtlichen Einnahmen und Ausgaben der Kommissionen für die ärztliche und zahnärztliche Vorprüfung sind in den Büchern der Universitätskasse als Asservate in Einnahme und Ausgabe nachzuweisen (K.M. 15. 12. 13 — U I 2685 —).

Um auch die ärztlichen und zahnärztlichen Prüfungskommissionen vom baren Geldverkehr zu befreien, sind die Einnahmen, im wesentlichen also die Prüfungsgebühren nicht mehr der Prüfungskommission oder der von ihr bisher bestimmten Dienststelle, sondern der Regierungshauptkasse zuzuführen und von dieser auch die erforderlichen Zahlungen (Gebühren der Examinatoren, sächliche Ausgaben u. a.) zu leisten.

Die Prüflinge haben die von ihnen zu entrichtenden Gebühren mit Zahlkarte, auf deren linkem Abschnitt die Art der Gebühren zu bezeichnen ist, bei der Post auf das Postscheckkonto der Regierungshauptkasse einzuzahlen; die in § 5 Nr. 1 des Postscheckgesetzes vom 26. März 1914 (R.G.Bl. S. 85) bezeichneten Gebühren sind dem zu zahlenden Betrage hinzuzurechnen. Die mit dem erforderlichen Vordrucke zu versehenen Zahlkarten sind den Prüflingen von der Kommission zu überlassen. Die Annahme von Geldern, sei es auch nur zur Übermittelung an die Regierungshauptkasse, haben die Prüfungskommission und ihre Beamten abzulehnen. Die Verfügungen über die Zulassung der Prüflinge zur Prüfung werden dort zweckmäßigerweise vor der Aushändigung durch einen entsprechenden Vermerk, Stempelaufdruck usw., zu ergänzen sein. Die Posteinlieferungsscheine gelten als Nachweis über die Zahlung der Gebühren durch die Prüflinge.

Die Anweisungen an die Regierungshauptkasse zur Leistung von Ausgaben sind schriftlich zu erteilen und von dem Vorsitzenden der Prüfungskommission zu vollziehen. Es wird sich empfehlen, zu den etwa erforderlichen Quittungen, namentlich denjenigen der Examinatoren über Prüfungsgebühren, einheitliche Vordrucke verwenden zu lassen; die Quittungen sind, den allgemeinen Vorschriften entsprechend, auf die „Staatskasse" auszustellen.

Die Rechnungslegung verbleibt wie bisher der Prüfungskommission. Die Regierungshauptkasse wird der Kommission Ende August j. Js. eine Zusammenstellung der bis dahin seit 1. Oktober des vorhergehenden Jahres entstandenen Ausgaben nebst den Belegen, desgleichen eine Nachweisung der in der gleichen Zeit vereinnahmten Prüfungsgebühren nebst den darüber vorhandenen Zahlkartenabschnitten zustellen, die der Rechnung als Unterlagen mit beizufügen sind. In den nach bisheriger Weise von der Prüfungskommission aufzustellenden Nachweisungen über die Verteilung der Prüfungsgebühren sind die Namen der Prüflinge in alphabetischer Reihenfolge aufzuführen.

Die Regierungshauptkassen sind angewiesen, die Einnahmen und Ausgaben bei den Asservaten nachzuweisen. Ausgaben sind, soweit nicht etwa von einzelnen Empfängern ein anderes Verfahren ausdrücklich gewünscht wird, im Postscheckwege zu leisten.

Gleichzeitig ist den Regierungshauptkassen mitgeteilt worden, daß das Prüfungsjahr zwar erst Ende September ablaufe, die vorbezeichneten Zu sammenstellungen usw. jedoch bereits Ende August übersandt werden könnten, da von da ab bis zum Schlusse des Prüfungsjahres erfahrungsgemäß Einnahmen und Ausgaben nicht mehr zu erwarten sind. Einnahmen und Ausgaben sind von den Regierungshauptkassen für die ärztlichen und die zahnärztlichen Prüfungen getrennt aufzuführen. Die Übereinstimmung der Zusammenstellungen usw. mit den Kassenbüchern und die Richtigkeit des durch Gegenüberstellung von Einnahme und Ausgabe sich ergebenden Bestandes sind von der Kassenrevisionskommission der Regierungshauptkasse zu bescheinigen (M.J. 17. 9. 14 — M 17 414, F. M. I 11 649 —).

Nach § 58 der Prüfungsordnung für Ärzte sind vorbehaltlich der Bestimmung in § 56 Abs. 2 die Gebühren für sächliche und Verwaltungskosten im Betrage von 34 ℳ bei dem Rücktritt oder der Zurückstellung des Kandidaten von der Prüfung nach Verhältnis zurückzuzahlen.

In Ergänzung dieser Vorschrift wird folgendes bestimmt:

Von dem Betrage von 34 ℳ sind, sobald der Kandidat in die Prüfung eintritt, 12 ℳ für die Prüfungskommission vorweg zu verrechnen. Daraus sind die Vergütungen für Kassen- und Rechnungsführung, Sekretariats- usw. Geschäfte und Botendienste zu bestreiten. Der Betrag soll ferner zur anteiligen Deckung der sächlichen Ausgaben für Bureaubedürfnisse, Formulare usw. dienen.

Von dem verbleibenden Rest von 22 ℳ sind den Kandidaten bei dem Rücktritt usw. von der Prüfung zurückzuzahlen für die noch nicht begonnenen Prüfungsabschnitte

I bis III	je 4 ℳ
IV und V	je 3 ℳ
VI und VII	je 2 ℳ.

Tritt der Kandidat von der ärztlichen Prüfung zurück, bevor er sie überhaupt begonnen hat, so ist der ganze Betrag der eingezahlten Prüfungsgebühren nach Abzug der bestimmungsmäßigen Vergütung für die Kassen- und Rechnungsführung zurückzuzahlen. Entschädigungen für Sekretariats- usw. Geschäfte und Botendienste sind in diesem Falle nicht in Ansatz zu bringen.

Wird der Kandidat auf seinen Antrag einer anderen Prüfungskommission zur Beendigung der Prüfung überwiesen, so dürfen die Vergütungen für die Beamten und Diener der neuen Kommission falls die noch ausstehenden Prüfungsabschnitte erledigt werden, in der zulässigen Höhe, keinesfalls aber in höherem Betrage, gewährt werden, als für sächliche Ausgaben und Verwaltungskosten noch zur Verfügung steht. Findet eine Prüfung in den noch ausstehenden Abschnitten nicht statt, so sind bei dem Rücktritt des Kandidaten von der Prüfung die Bestimmungen des vorstehenden Absatzes sinngemäß anzuwenden (K.M. 28. 1. 07 — M 19 696 —).

Die je besonders aufzustellenden Vorschläge der Fakultäten betr. Zusammensetzung der Kommissionen für die ärztliche und die zahnärztliche Vorprüfung sowie für die ärztliche und die zahnärztliche Prüfung sind an die Minister für Wissenschaft, Kunst und Volksbildung sowie für Volkswohlfahrt — mit Umschlag an den Minister für Wissenschaft, Kunst und Volksbildung — zu richten (M.V. 26. 11. 19 — M 25 067—, U I 20 027).

Die Kommissionen für die ärztliche Vorprüfung sowie die ärztlichen Prüfungskommissionen haben auch über den bei der Ernennung ihrer Mitglieder bezeichneten Zeitpunkt hinaus solange zu fungieren, bis die Zusammensetzung der Kommission für das folgende Jahr erfolgt ist (K.M. 1. 2. 01 — U I 2437 M 3159 —).

Die während der Prüfungsperiode zur Emeritierung gelangenden Professoren scheiden mit dem Zeitpunkt der Emeritierung aus den Prüfungskommissionen aus (M.V. 28. 4. 21 — I M V gen. 111).

XII. Promotion.

Die medizinische Doktor-Promotion.

Am 1. Oktober 1900 ist zwischen den deutschen Bundesstaaten die nachfolgende **Promotionsordnung** für die medizinischen Fakultäten vereinbart worden:

Medizinische Promotion.

A. Allgemeines.

I. Der medizinische Doktorgrad darf nur verliehen werden auf Grund einer durch den Druck veröffentlichten Dissertation und einer mündlichen Prüfung.

Eine Promotio in absentia findet unter keinen Umständen statt.

II. Durch die Dissertation soll der Kandidat sich darüber ausweisen, daß er die Befähigung erlangt hat, selbständig wissenschaftlich zu arbeiten.

Die Dissertation ist in deutscher Sprache abzufassen; die Anwendung einer anderen Sprache ist mit Genehmigung der Fakultät zulässig. Am Schlusse der Dissertation ist der Lebenslauf des Kandidaten anzufügen.

Bei Vorlage der Dissertation hat der Kandidat anzugeben, ob und in welcher wissenschaftlichen oder Krankenanstalt er die Dissertation ausgearbeitet und inwieweit er sich bei Ausarbeitung derselben etwa noch sonst fremden Rats bedient hat. Dieser Angabe ist die eidesstattliche Versicherung hinzuzufügen, daß darüber hinaus keine weitere Beihilfe stattgefunden habe.

Nach Annahme der Dissertation durch die Fakultät hat der Kandidat die Drucklegung auf eigene Kosten zu besorgen. Dabei ist auf der Rückseite des Titelblatts die Genehmigung der Fakultät unter namentlicher Bezeichnung des oder der Referenten etwa in folgender Art zu erwähnen:

„Gedruckt mit Genehmigung der Medizinischen Fakultät der Universität .... (Name).

Referent: Professor .... (Name).“

III. Die mündliche Prüfung besteht nach Verschiedenheit der Fälle (vgl. unten VI, VII, XII, XIII) entweder in einem einfachen Kolloquium oder in einem Examen rigorosum.

B. Die Promotion von Inländern.
(Angehörige des Deutschen Reiches.)

IV. Die Zulassung von Inländern darf in der Regel erst erfolgen, nachdem sie die Approbation als Arzt für das Reichsgebiet beigebracht haben.

V. Ausnahmen können in besonderen Fällen durch einstimmigen Beschluß der Fakultät mit Genehmigung der Aufsichtsbehörde zugelassen werden, wo die Erfüllung jener Vorbedingung dem Kandidaten aus gewichtigen Gründen nicht zuzumuten ist.

Dabei darf jedoch hinsichtlich der Vorbildung unter die Anforderungen des Zeugnisses der Reife von einem deutschen Realgymnasium, hinsichtlich der sonstigen beizubringenden Ausweise unter das in Nr. XIII 2 festgesetzte Maß — vorbehaltlich des zu b daselbst zugelassenen Dispenses — in keinem Falle herabgegangen werden.

VI. Die mündliche Prüfung beschränkt sich in den regelmäßigen Fällen der Nr. IV auf ein Kolloquium vor dem Dekan oder seinem Vertreter als Vorsitzenden und zwei gewählten Mitgliedern der Fakultät. Jeder der drei Examinatoren hat den einzelnen Kandidaten in der Regel eine Viertelstunde zu prüfen. Dabei soll die wissenschaftliche mehr als die praktische Seite der Medizin betont werden.

VII. In den Ausnahmefällen der Nr. V ist das **Examen rigorosum** abzulegen. Die Prüfungskommission besteht aus dem Dekan oder seinem Vertreter als Vorsitzenden und mindestens sieben weiteren, von der Fakultät gewählten Examinatoren. Die Prüfung zerfällt in einen theoretischen und einen praktisch-klinischen Teil.

Die theoretische Prüfung hat sich auf folgende Fächer zu erstrecken:
1. Anatomie,
2. Physiologie,
3. pathologische Anatomie mit Einschluß der allgemeinen Pathologie,
4. Hygiene.

In jedem der Fächer zu 1 und 2 wird der einzelne Kandidat mindestens eine Stunde, in jedem der Fächer zu 3 und 4 mindestens eine halbe Stunde geprüft und es muß dabei außer dem Examinator noch der Vorsitzende oder im Behinderungsfall ein anderes Mitglied der Prüfungskommission zugegen sein. Die Prüfung ist insoweit öffentlich, daß jedem medizinischen Lehrer an einer deutschen Universität und jedem für das Deutsche Reich approbierten Arzte der Zutritt freisteht.

In der Woche vorher findet die praktisch-klinische Prüfung in der inneren Medizin, in der Chirurgie und in der Geburtshilfe und Gynäkologie am Krankenbette statt. Die Prüfung umfaßt die Stellung einer oder, nach Befinden des Examinators, zweier Diagnosen, an welche sich ein weiteres Examen, wie es bei der ärztlichen Prüfung vorzunehmen ist, anschließt.

VIII. Sowohl bei dem Kolloquium wie bei dem Rigorosum erfolgt die Feststellung des Ergebnisses durch mündliche oder schriftliche Abstimmung. Jedes Mitglied der Prüfungskommission stimmt mit „bestanden" oder „nicht bestanden" ab. Im Kolloquium genügt, um die Gesamtzensur „bestanden" (rite) zu erhalten, die einfache Majorität, im Rigorosum muß der Kandidat zur Erlangung derselben Zensur mindestens drei Viertel Gesamtstimmenzahl und darunter die Stimmen der praktisch-klinischen Examinatoren in den zu VII Abs. 4 genannten Fächern für sich haben.

Eine höhere Zensur, als welche „gut" (cum laude) und „sehr gut" (magna cum laude) zugelassen sind, darf nur erteilt werden, wenn die Dissertation als besonders tüchtige Leistung anzuerkennen ist; die Kommission entscheidet darüber mit einfacher Majorität. Ausnahmsweise kann, aber nur durch einstimmigen und von der Fakultät genehmigten Beschluß der Kommission, die Zensur „ausgezeichnet" (summa cum laude) erteilt werden.

IX. Hat der Kandidat die mündliche Prüfung nicht bestanden, so muß er sie ganz wiederholen. Das kann frühestens nach 3 Monaten (Kolloquium) oder nach 6 Monaten (Rigorosum) geschehen.

X. Der Promotionsakt darf erst nach der durch den Druck erfolgten Veröffentlichung der Dissertation und nach bestandener mündlicher Prüfung erfolgen.

XI. Die Gebühren sollen in den Ausnahmefällen der Nr. V, also in allen Fällen, in welchen das Examen rigorosum stattzufinden hat, 50% mehr als in den regelmäßigen Fällen der Nr. IV, jedenfalls aber nicht weniger als 450 ℳ betragen.

C. Die Promotion von Ausländern.

(Nichtangehörige des Deutschen Reichs.)

XII. Auf Ausländer, welche die ärztliche Approbation für das Deutsche Reich erlangt haben, finden bezüglich der Promotion dieselben Vorschriften Anwendung, wie auf die in gleicher Lage befindlichen Inländer.

XIII. Ausländer, welche die ärztliche Approbation für das Deutsche Reich nicht besitzen, haben sich bei der Fakultät behufs ihrer Zulassung zur Promotion darüber auszuweisen:

1. daß ihnen eine Vorbildung zuteil geworden ist, welche in dem Staate, dessen Angehörige sie sind, für die Erwerbung des medizinischen Doktorgrades und die Ablegung der ärztlichen Prüfung erfordert wird, fehlt es in dieser Beziehung in ihrem Heimatsstaate an bestimmten Festsetzungen, so haben sie durch vorgelegte Reifezeugnisse (nötigenfalls unter Beifügung inländischer Ergänzungszeugnisse) mindestens eine Vorbildung nachzuweisen, welche den Anforderungen für das Zeugnis der Reife an deutschen Realgymnasien entspricht;

2. daß sie nach Erlangung dieser Vorbildung

a) soviel Semester, wie in Deutschland für die Zulassung zur ärztlichen Prüfung vorgeschrieben sind, an einer gut eingerichteten medizinischen Fakultät ein geordnetes medizinisches Studium, ähnlich wie es in Deutschland üblich ist, geführt und

b) mindestens eines dieser Semester an derjenigen deutschen Universität, bei welcher sie promovieren wollen, studiert haben.

Von letzterem Erfordernis kann, wenn der Kandidat der Fakultät genauer bekannt ist, mit Genehmigung der Aufsichtsbehörde ausnahmsweise abgesehen werden.

Im Übrigen und abgesehen von Nr. V finden auf diese Ausländer bezüglich ihrer Promotion diejenigen Vorschriften Anwendung, welche für die in gleicher Lage befindlichen Inländer gelten.

D. Schlußbestimmungen.

XIV. An Stelle der zur Genehmigung ungedruckt vorzulegenden Dissertation kann nach Ermessen der Fakultät auch eine bereits durch den Druck veröffentlichte wissenschaftliche Arbeit des Kandidaten treten. Die Vorschriften zu II finden in diesem Falle entsprechende Anwendung.

XV. Die Ehrenpromotion, promotio honoris causa, wird durch vorstehende Bestimmungen nicht berührt.

D a n a ch h a b e n d i e m e d i z i n i s ch e n F a k u l t ä t e n a l l e r d e u t s ch e n U n i v e r s i t ä t e n m i t m i n i s t e r i e l l e r G e n e h m i g u n g b e s o n d e r e P r o m o t i o n s o r d n u n g e n e r l a s s e n.

Bestimmungen der Preußischen Staatsregierung vom 10. 8. 1919 über die Verleihung der Würde eines Doktors der Zahnheilkunde.

1. Die Verleihung des Doktors der Zahnheilkunde (Doctor medicinae dentariae) erfolgt durch die Medizinische Fakultät, zu der an Universitäten ohne planmäßige Lehrer der Zahnheilkunde die außerplanmäßigen Lehrer dieses Faches hinzutreten. Bei der mündlichen Prüfung muß mindestens ein Lehrer der Zahnheilkunde beteiligt sein. Es bleibt jedoch den Fakultäten unbenommen, besondere Sektionen als Prüfungskommission für die zahnärztliche Doktorprüfung zu errichten.

2. Die Verleihung des Doktors der Zahnheilkunde ist an die Anfertigung einer wissenschaftlichen druckfähigen Abhandlung und eine mündliche Prüfung gebunden; sie kann aber auch als eine Ehrenerweisung durch freies Zugeständnis der Fakultät erfolgen. Nur in Deutschland approbierte Zahnärzte dürfen die Würde eines Doktors der Zahnheilkunde erwerben.

3. Die wissenschaftliche Arbeit hat ein Thema aus der praktischen oder theoretischen Zahnheilkunde oder aus den die Zahnheilkunde berührenden medizinischen Fächern zu behandeln. Die mündliche Prüfung umfaßt das gesamte Gebiet der Zahnheilkunde sowie nach näherer Maßgabe der Ziff. 8 drei weitere mit der Zahnheilkunde im Zusammenhange stehende medizinische Fächer (Anatomie, Physiologie, Pathologie, Chirurgie, innere Medizin, Dermatologie, Hygiene und Bakteriologie, Pharmakologie).

4. Die Gebühren sollen 500 ℳ nicht übersteigen. Eine Wiederholung der Prüfung soll gestattet sein.

Eine Promotio in absentia findet unter keinen Umständen statt.

5. Bei der Meldung ist vorzulegen:

    1. das Reifezeugnis eines humanistischen Gymnasiums, eines Realgymnasiums oder einer Oberrealschule;

    2. die Approbation als Zahnarzt;

    3. der Nachweis eines mindestens achtsemestrigen geordneten Studiums (Abgangszeugnisse deutscher oder als anerkannt geltender Universitäten des Auslandes);

    4. eine in deutscher Sprache abgefaßte, leserlich geschriebene Dissertation mit Lebenslauf des Kandidaten;

    5. eine eidesstattliche Versicherung, daß die Dissertation selbständig, ohne unerlaubte Hilfe gearbeitet ist.

6. Bei Zurückweisung der Dissertation kann dem Kandidaten gestattet werden, spätestens innerhalb eines Jahres eine neue oder die verbesserte Dissertation einzureichen. Die Drucklegung der Dissertation hat der Kandidat

auf eigene Kosten zu besorgen. Die Genehmigung der Fakultät mit gleich-
zeitiger Bezeichnung des Referenten ist auf dem Titel der Dissertation zu
erwähnen.

7. Die Zulassung zur mündlichen Prüfung kann erst nach Annahme der
Dissertation durch die Fakultät erfolgen.

8. Die mündliche Prüfung erstreckt sich auf zwei Hauptfächer, von denen
das eine gemäß Ziff. 3 Zahnheilkunde ist, das andere durch den Gegenstand
der Dissertation bestimmt wird, sowie zwei Nebenfächer, welche der Kandidat
zu wählen hat. Ist die Dissertation dem Gebiete der Zahnheilkunde ent-
nommen, so wird das zweite Hauptfach von dem Kandidaten gewählt.

9. Bei der mündlichen Prüfung soll die wissenschaftliche Seite mehr als
die praktische betont werden. Die Zensuren dieser Prüfung und die Zensur
der Dissertation ergeben das Prädikat, mit welchem die Prüfung auf dem
Diplom als bestanden bezeichnet werden soll. Besteht der Kandidat die
mündliche Prüfung nicht, so ist sie ganz zu wiederholen, frühestens nach
3 Monaten. Zwischen der mündlichen Prüfung und Promotion kann höchstens ein Zeitraum von 2 Jahren liegen.

10. Bei der Promotion überreicht der Dekan dem jungen Doktor das
Diplom. Die Kosten der Herstellung des Diploms trägt der Doktorand.

11. Die Ehrenpromotion bezweckt die Anerkennung ausgezeichneter
Leistungen auf dem Gebiete der Zahnheilkunde; sie kann auf Antrag eines
Vertreters der Zahnheilkunde durch einstimmigen Beschluß der Fakultät er-
folgen. Sie geschieht unentgeltlich und bei kostenfreier Ausfertigung und
Zustellung des Diploms.

12. Nach 50 Jahren kann das Doktordiplom erneuert werden.

13. Die Doktorwürde geht verloren:

    1. wenn die eidesstattliche Versicherung über die selbständige An-
       fertigung sich als unrichtig erweist,

    2. wenn dem Besitzer rechtskräftig die bürgerlichen Ehrenrechte
       aberkannt sind.

Die Entziehung des Diploms hat durch öffentliche Bekanntmachung am
schwarzen Brett zu erfolgen.

Nach Ziffer 5 vorstehender Bestimmungen über die Verleihung der Würde
eines Doktors der Zahnheilkunde wird für die Zulassung zur Doktorprüfung
die Vorlegung des Reifezeugnisses eines humanistischen Gymnasiums, eines
Realgymnasiums oder einer Oberrealschule gefordert. Um den älteren in
Deutschland approbierten Zahnärzten, die unter den erleichterten Bestimmungen der früheren Prüfungsordnung für Zahnärzte ihre Ausbildung
empfangen haben, die Möglichkeit zu gewähren, die Doktorwürde in der
Zahnheilkunde zu erlangen, sind die medizinischen Fakultäten ermächtigt,
bis zum 1 Oktober 1922 auch solche approbierte Zahnärzte zum Doktor der
Zahnheilkunde zu promovieren, die das Reifezeugnis einer höheren neun-
klassigen deutschen Lehranstalt nicht besitzen. Voraussetzung der Zulassung
bleibt der Nachweis eines mindestens achtsemestrigen geordneten Studiums
und die Vorlegung der Approbation als Zahnarzt. Die Doktorarbeit muß
von der Fakultät als wissenschaftlich wertvolle Arbeit anerkannt sein.

Approbierte Zahnärzte, welche zur Erlangung der Doktorwürde fehlende Studiensemester nachzuholen wünschen, können wieder immatrikuliert werden. Der Entscheidung der Fakultät bleibt es überlassen, inwieweit den Kandidaten solche Semester anzurechnen sind, die sie früher als Hörer zurückgelegt haben (K.M. 8. 7. 20 — U I 1773).

Nach der Promotion haben die in Preußen approbierten Ärzte und Zahnärzte je einen Abdruck des Diploms und eine Zusammenstellung der Dissertation zu den Akten des Ministeriums für Volkswohlfahrt einzureichen.

Akademische Titel. Preußische Staatsangehörige, welche einen akademischen Grad außerhalb des Deutschen Reiches erwerben, bedürfen zur Führung des damit verbundenen Titels der Genehmigung des Ministers für Wissenschaft, Kunst und Volksbildung.

Für nichtpreußische Reichsangehörige und Ausländer, welche einen akademischen Grad außerhalb des Deutschen Reiches erwerben, gilt dasselbe mit der Maßgabe, daß es, sofern sie sich nur vorübergehend oder im amtlichen Auftrage und in beiden Fällen nicht zu literarischen oder sonstigen Erwerbszwecken in Preußen aufhalten, genügt, wenn sie nach dem Rechte ihres Heimatsstaates zur Führung des Titels befugt sind (Preuß. Verordnung vom 7. April 1897, G.S. Nr. 14 S. 99).

Die Führung des Titels **Dr.** seitens eines nicht zum **Dr. med.** promovierten Arztes ist nicht statthaft, da die Führung des Titels **Dr.** geeignet ist, im Publikum die Täuschung hervorzurufen, der Betreffende sei eine zur Führung des medizinischen Doktortitels befugte Persönlichkeit. Ein Arzt, welcher **Dr. phil.** und nicht **Dr. med.** ist, würde sich hiernach durch die Bezeichnung **Dr.** ohne den Zusatz phil. der Möglichkeit der Bestrafung aussetzen (Min.Bl. für Med.-Ang. 1903, S. 211).

Anhang.

Auszug aus der preußischen Prüfungsordnung für Kreisärzte vom 9. 2. 1921.

§ 1.

Das Befähigungszeugnis für die Anstellung als Kreisarzt wird von dem Minister für Volkswohlfahrt dem erteilt, der die Prüfung für Kreisärzte bestanden hat.

§ 3 Abf. 3.

Voraussetzung für die Zulassung zur Prüfung ist, daß der Bewerber nach Erlangung der Approbation als Arzt eine mindestens dreijährige Beschäftigung in der ärztlichen Praxis nachgewiesen hat. Der Minister kann im Einzelfalle auch eine andere ärztliche Tätigkeit anerkennen.

§ 4.

Dem Zulassungsgesuche sind in Urschrift beizufügen:

1—2 usw.

3. der Nachweis, daß der Bewerber während oder nach Ablauf seiner Studienzeit an einer Universität des Deutschen Reiches

    a) eine Vorlesung über gerichtliche Medizin besucht,

    b) mindestens ein Halbjahr lang an der psychiatrischen Klinik als Praktikant mit Erfolg teilgenommen hat;

4. der Nachweis, daß der Bewerber einen abgeschlossenen Lehrgang in der sozialen Hygiene an einer der sozialhygienischen Akademien Breslau, Charlottenburg oder Düsseldorf mit Erfolg abgeleistet hat;

5. der Nachweis, daß der Bewerber einen pathologisch-anatomischen, einen hygienisch-bakteriologischen, einen gerichtlich-medizinischen Kursus, jeden von mindestens dreimonatiger Dauer, in einem Universitätsinstitut des Deutschen Reiches durchgemacht sowie eine wenigstens dreimonatige Tätigkeit als Hilfsassistent an einer psychiatrischen Klinik abgeleistet hat. Der pathologisch-anatomische, hygienisch-bakteriologische und der gerichtlich-medizinische Kursus können auch an einer der genannten sozialhygienischen Akademien oder an der medizinischen Akademie in Düsseldorf abgeleistet werden. Der hygienisch-bakteriologische Kursus kann auch im Institut für Infektionskrankheiten „Robert Koch" in Berlin abgeleistet werden.

Die Nachweise werden durch die Zeugnisse der Fachlehrer, des Akademievorstandes und der Leiter der Kurse erbracht.

Ausnahmsweise kann auch der Nachweis einer auf anderem Wege erlangten Ausbildung zu 4 und 5 als vorschriftsmäßig erachtet werden, wenn der Prüfungsausschuß diese Ausbildung als gleichwertig und die Gründe für den anderweiten Bildungsgang als triftig anerkannt hat;

6. usw.

Sachregister.

(Die Ziffern verweisen auf die Seiten.)

Druck der Universitätsdruckerei H. Stürtz A.G., Würzburg.